Linus und Lina
auf Safari

Workbook für:

_____

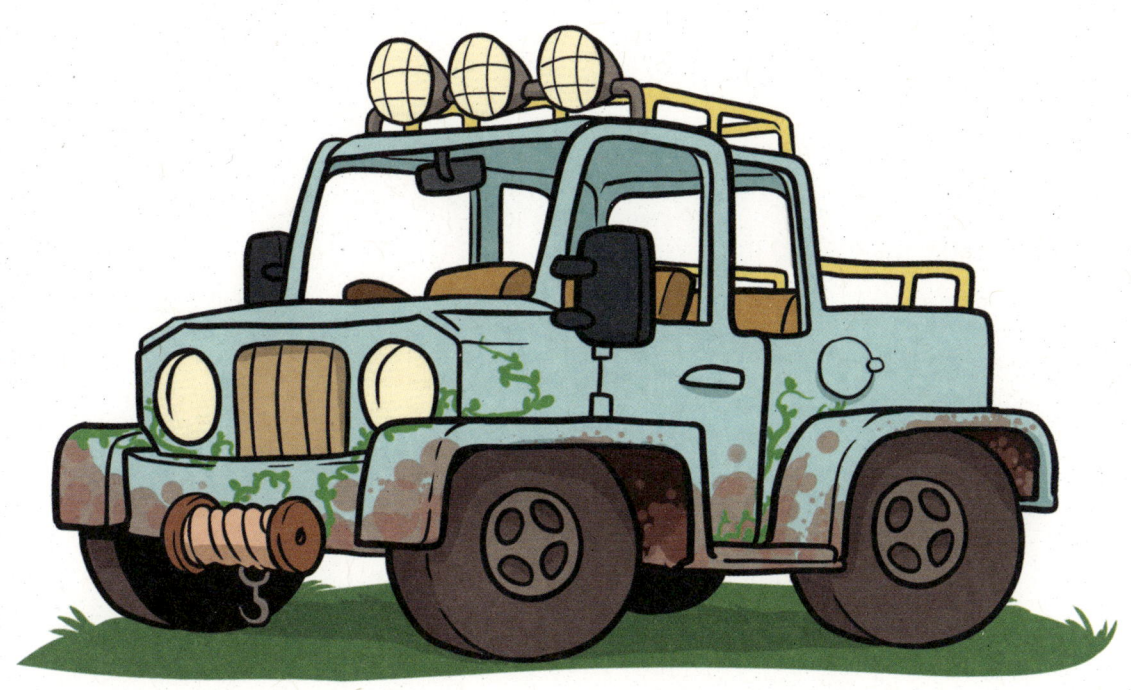

Inhaltsverzeichnis

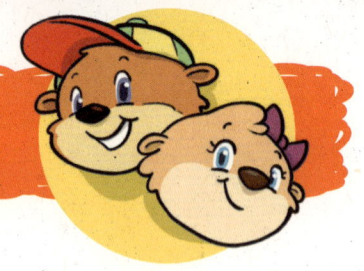

Linus und Lina reisen dieses Mal in den Dschungel. Ihr könnt sie begleiten und es warten viele Übungen und Spielen auf euch.

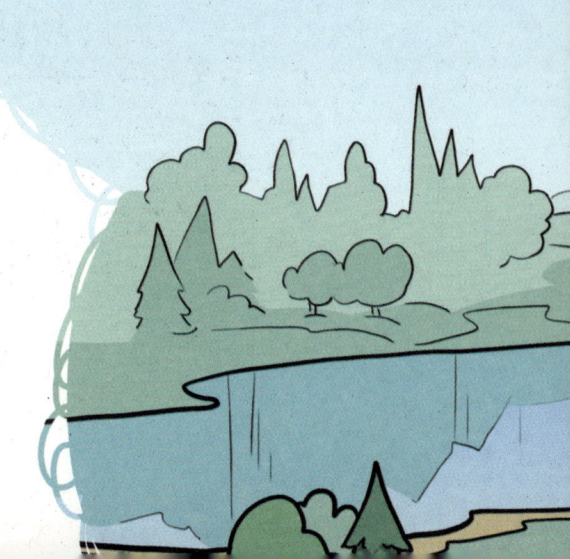

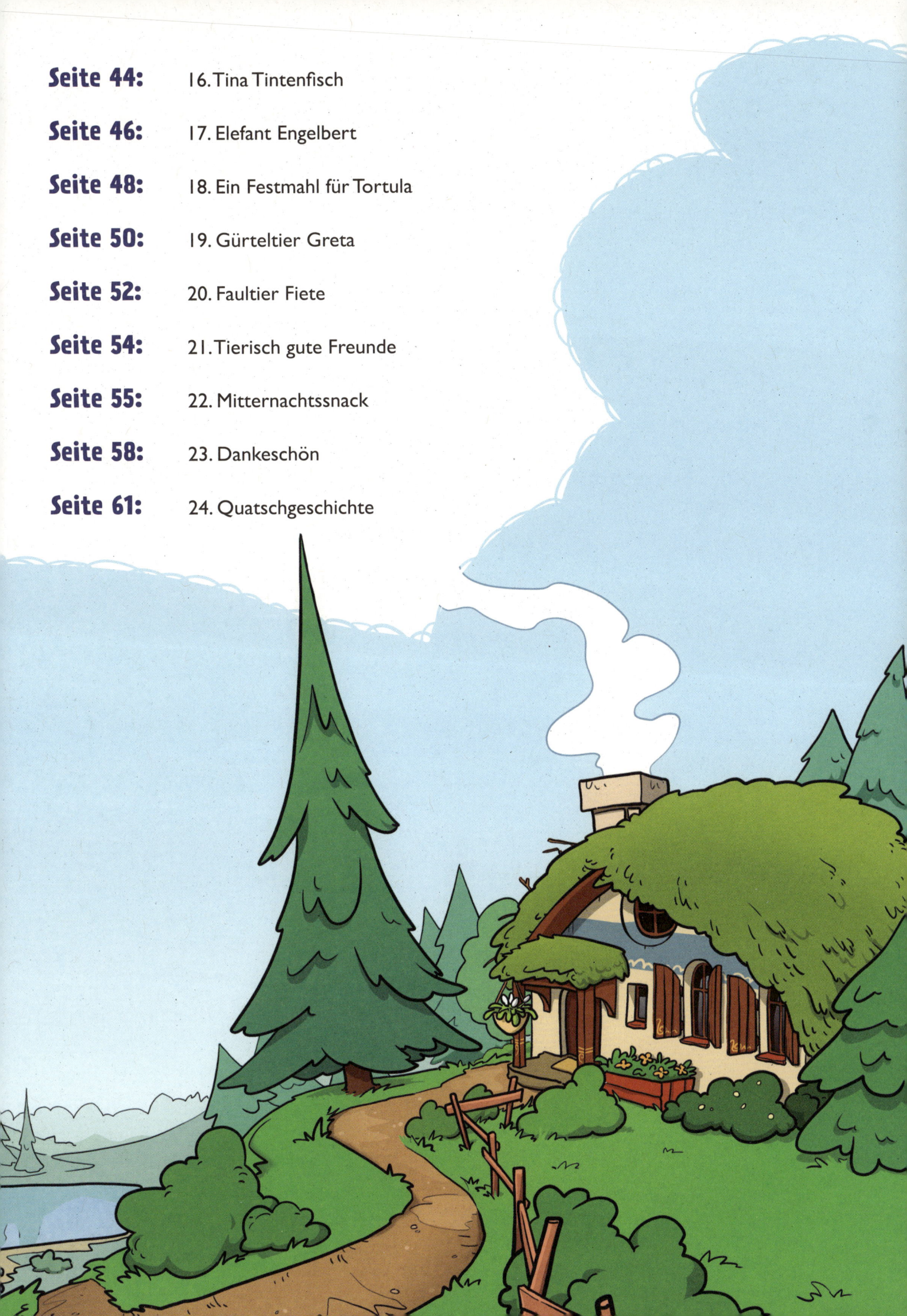

Liebe Eltern,

gerade in der Artikulationstherapie ist es unbeschreiblich wichtig, dass mit den Kindern viel spielerisch und möglichst alltagsnah geübt wird. Daher haben wir uns verschiedene Spiele ausgedacht, die Ihrem Kind den Laut /t/ näher bringen sollen.
Da viele Kinder Schwierigkeiten haben, den geübten Laut in Sätze einzubauen oder in die Alltagssprache zu übernehmen, basiert dieses Heft exakt auf diesen Schwerpunkten.

Spielen Sie mit Ihrem Kind ein Spiel aus diesem Heft und üben Sie gemeinsam bei jedem Würfeln. Sie werden sehen, dass sich bereits bei 10-15 Minuten täglichen Übens erste Erfolge und schnelle Fortschritte einstellen werden.

Ihre behandelnden Therapeuten (m/w/d) werden Ihnen die für Ihr Kind angebrachten Spiele erklären. Dabei kann es sein, dass (noch) nicht alle Spiele für Ihr Kind geeignet sind. Bitte üben Sie nur die von Ihrem Therapeuten empfohlenen Spiele, damit Ihr Kind nicht über-/unterfordert wird.
Bei Fragen zu den Spielen wenden Sie sich bitte direkt an Ihre behandelnden Therapeuten (m/w/d).

Viel Spaß mit Linus und Lina wünschen Ihnen
Anna Mattersberger & Tanja Weskamp-Nimmergut

A. Mattersberger &
T. Weskamp-Nimmergut

Hallo liebe Kinder,

zusammen mit Linus und Lina steht euch eine tolle Reise bevor. Gemeinsam gehen wir auf eine spannende Safari und tauchen ein in die Welt der Tiere!

Dabei wollen wir den Laut /t/ sprechen üben. Linus und Lina zeigen euch gleich, wie es geht und begleiten euch dabei, den Laut immer richtig zu sprechen.

Packt die Würfel aus, haltet Linus und Lina bereit und schon können die Spiele beginnen.

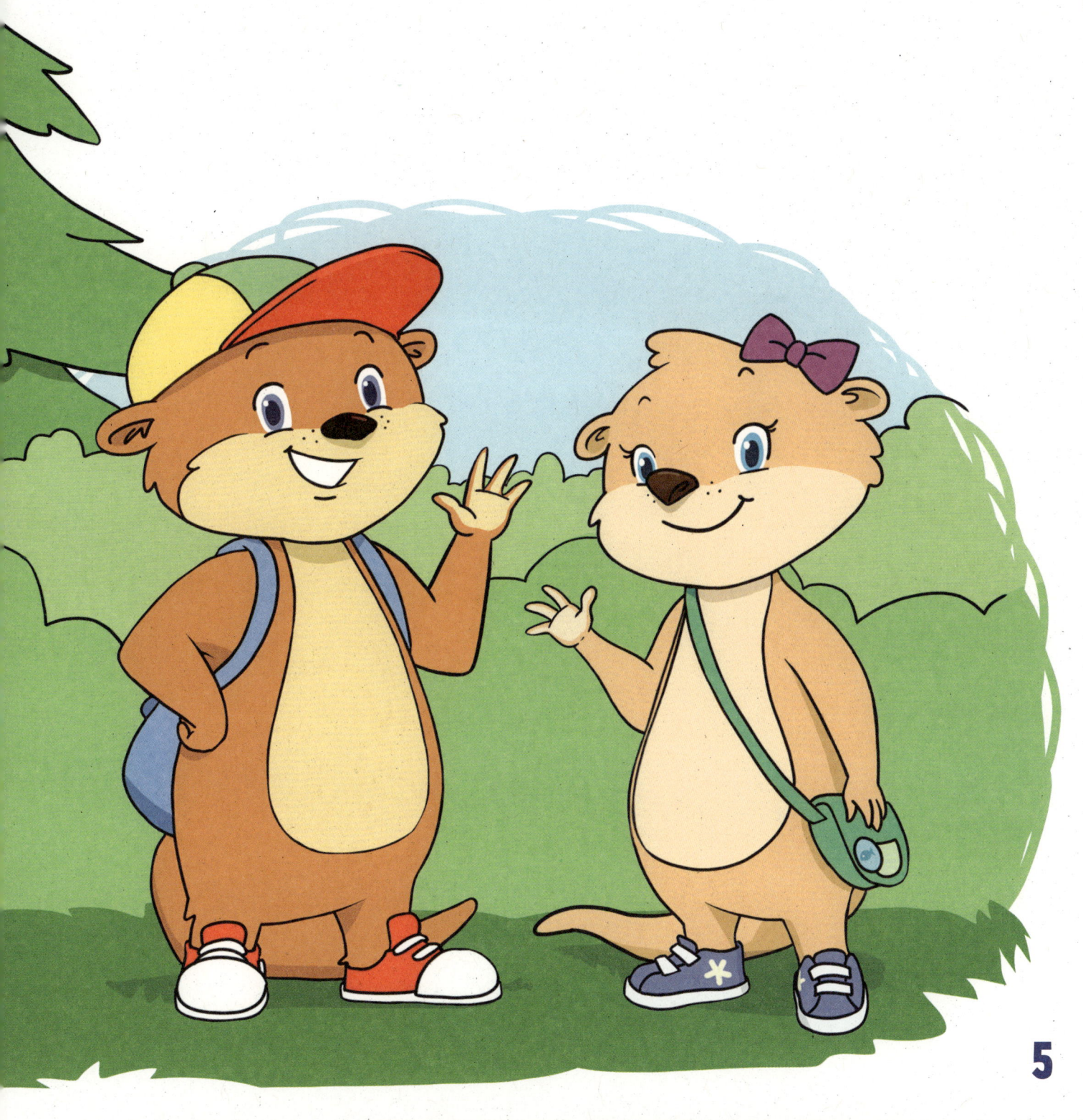

Tock, tock, tock …

Unermüdlich klopfen die Regentropfen gegen die Scheibe.
Linus und Lina sitzen in ihrem Zimmer am Fenster und
schauen nach draußen. Über dem Kleinen See, der vor ihrem
Bau liegt, hängt eine dicke, graue Wolke. Es regnet schon den
ganzen Morgen.

„Klingt ein bisschen so, als ob die
Regentropfen rein wollen", sagt Lina.
„Ich will lieber raus", sagt Linus. Er seufzt.
„Wann hört der Regen endlich auf?"
Lina überlegt einen Moment, dann sagt sie:
„Vielleicht können wir ihn verscheuchen,
indem wir mit ihm um die Wette tropfen …"

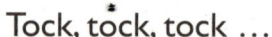

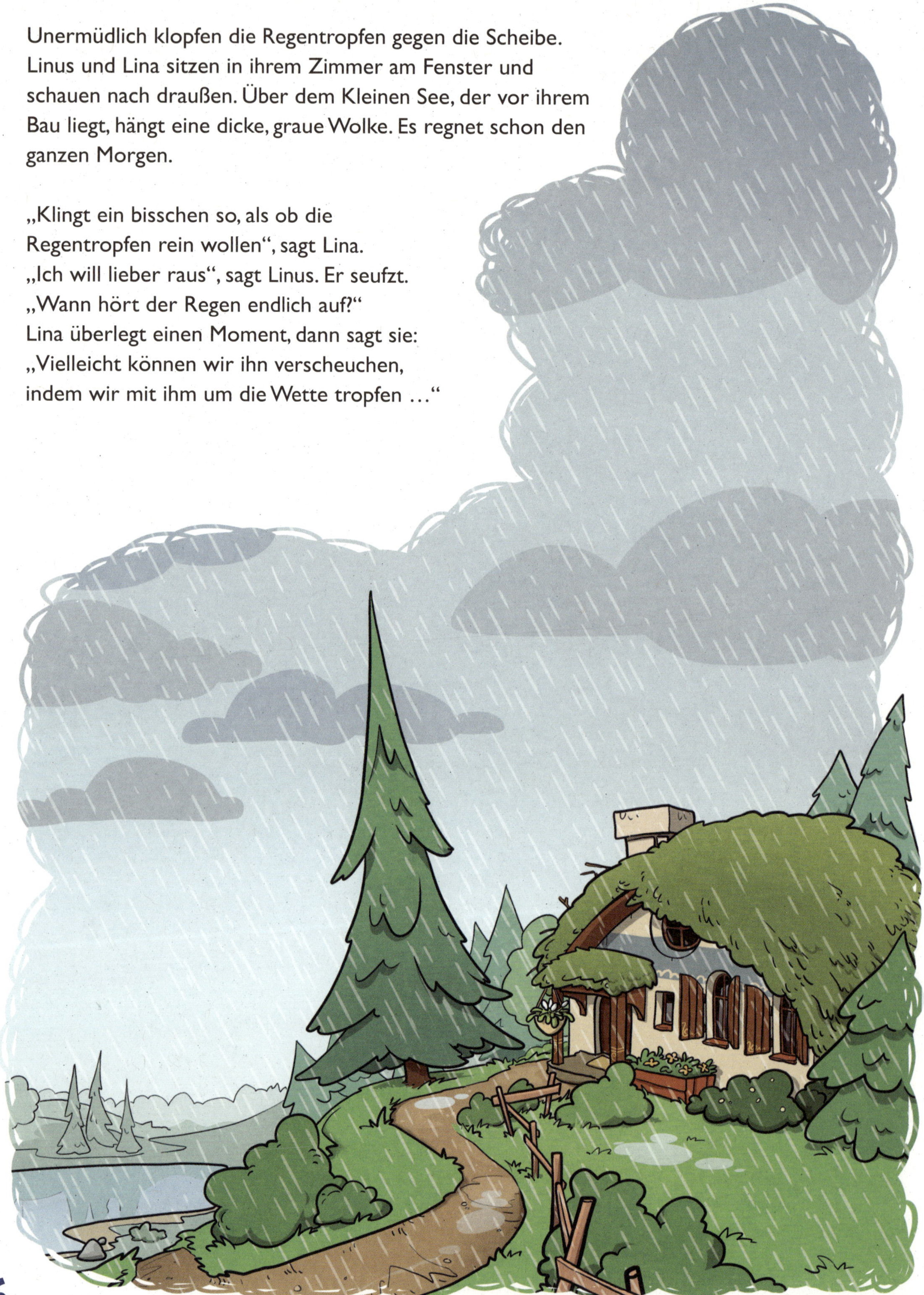

1. Der Laut /t/

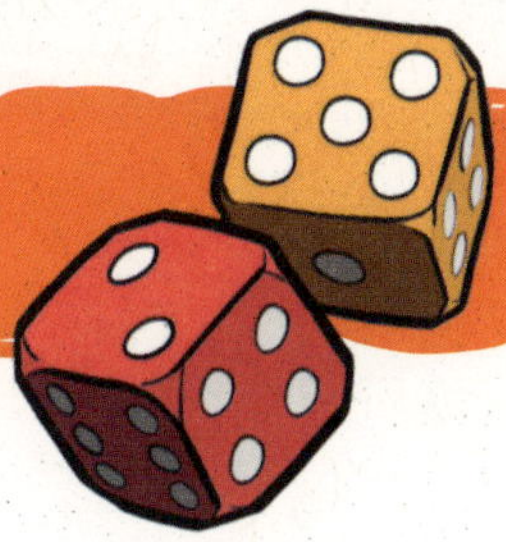

Hilfst du Linus und Lina dabei? Dafür brauchen wir das Tropfengeräusch /t/.
Linus und Lina zeigen dir, wie es geht.

 **Material:** euer Lieblingsspiel, z.B. Brettspiele, Bauklötze,
Murmelbahn, Puzzle o. ä.

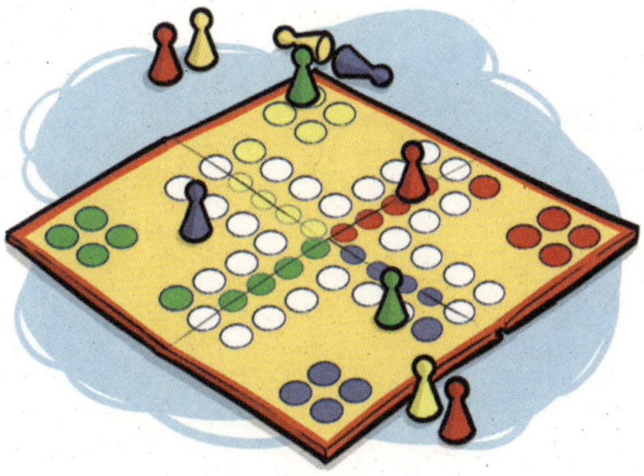

Anleitung: Öffne leicht und locker den Mund ein
klein wenig. Lege deine Zungenspitze hinter die oberen
Schneidezähne, ohne dass sie dabei die Zähne berührt.
Jetzt löst du die Zungenspitze schnell und hörst mal,
welches Geräusch entsteht. Genau! Das /t/ ist zu hören.

Wenn das Geräusch gut klappt, darfst du dir dein
Lieblingsspiel aussuchen und spielen. Immer, wenn du an
der Reihe bist, machst du dabei das Tropfengeräusch /t/.

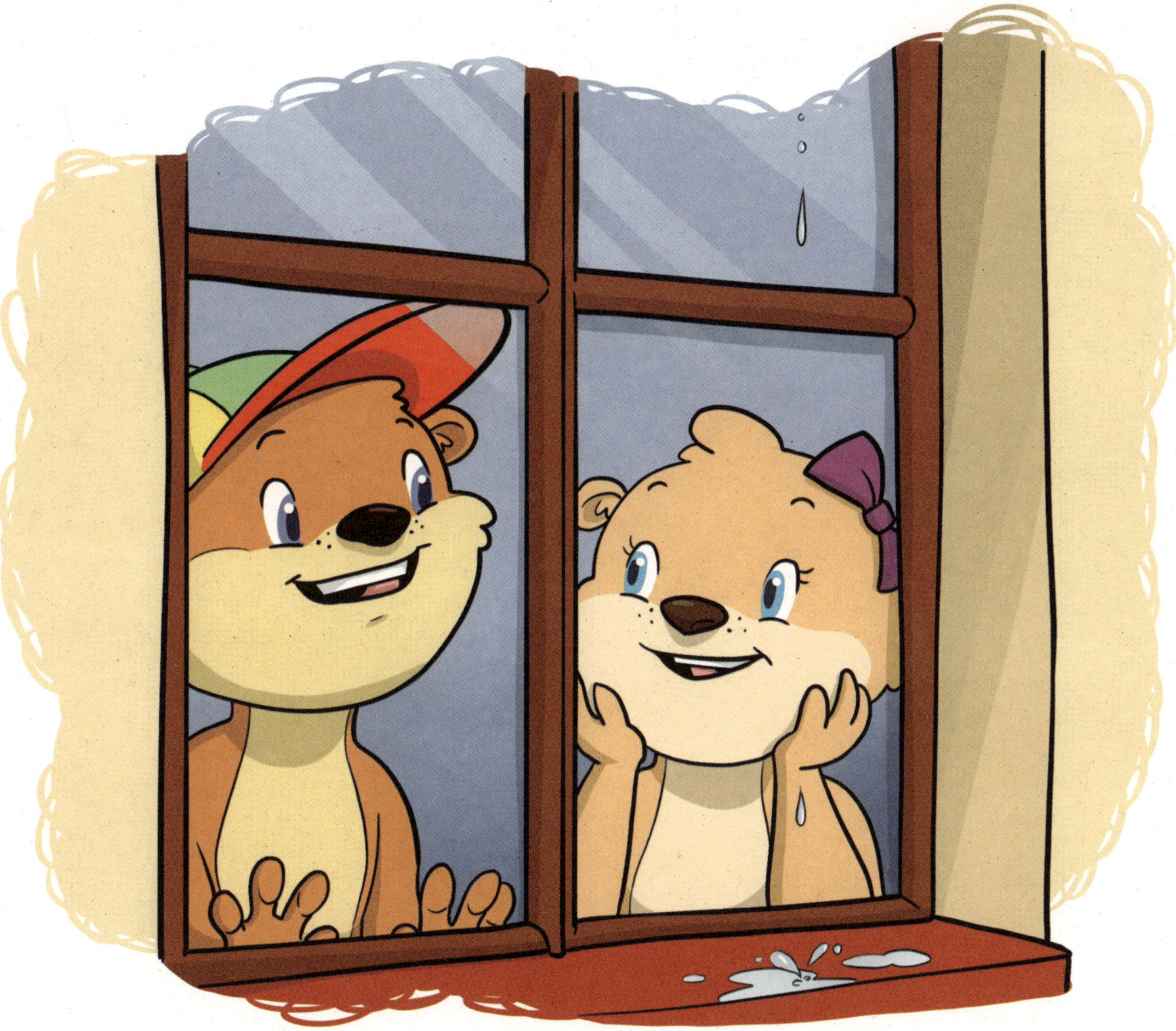

„Es funktioniert!", ruft Linus. „Der Regen lässt nach!"
Bevor Lina etwas sagen kann, hat Linus sich schon sein
Glücks-Käppi geschnappt und ist zur Tür hinaus verschwunden.
Lina greift schnell nach ihrem Rucksack und folgt ihrem Bruder.

Im Wohnzimmer sitzen Mama und Papa Otter am Tisch und
lesen Zeitung. Beide schauen auf, als Linus und Lina aus ihrem
Zimmer stürmen.
„Na, ihr könnt es wohl gar nicht abwarten, raus zu kommen?",
fragt Papa Otter.
Mama blickt besorgt zum Fenster. „Lange wird es aber nicht
trocken bleiben."
„Egal", sagt Linus. „Wir finden schon was zum Unterstellen!"
Und weg sind sie.

Draußen am Ufer des Kleinen Sees schaut
Linus sich suchend um.
„Willst du eine Runde schwimmen?", fragt
Lina. Linus schüttelt den Kopf.
Lina überlegt, dann sagt sie: „Wir könnten
im Wald Sachen suchen."
Wieder schüttelt Linus den Kopf. „Nein,
ich will was anderes sehen."
„Ich hab's", sagt Lina. „Wir besuchen die
Tiere auf dem Hof von Bauer Paulsen!"
Da hellt sich Linus' Gesicht auf. „Das ist
eine tolle Idee!"

Der Weg zum Bauernhof ist nicht weit.
Er führt durch den Wald hinter ihrem Bau,
an ein paar Feldern vorbei und dann sehen
sie auch schon die Ställe. Doch wo sind die
Tiere? Ob sie sich auch vor dem Regen
versteckt haben?

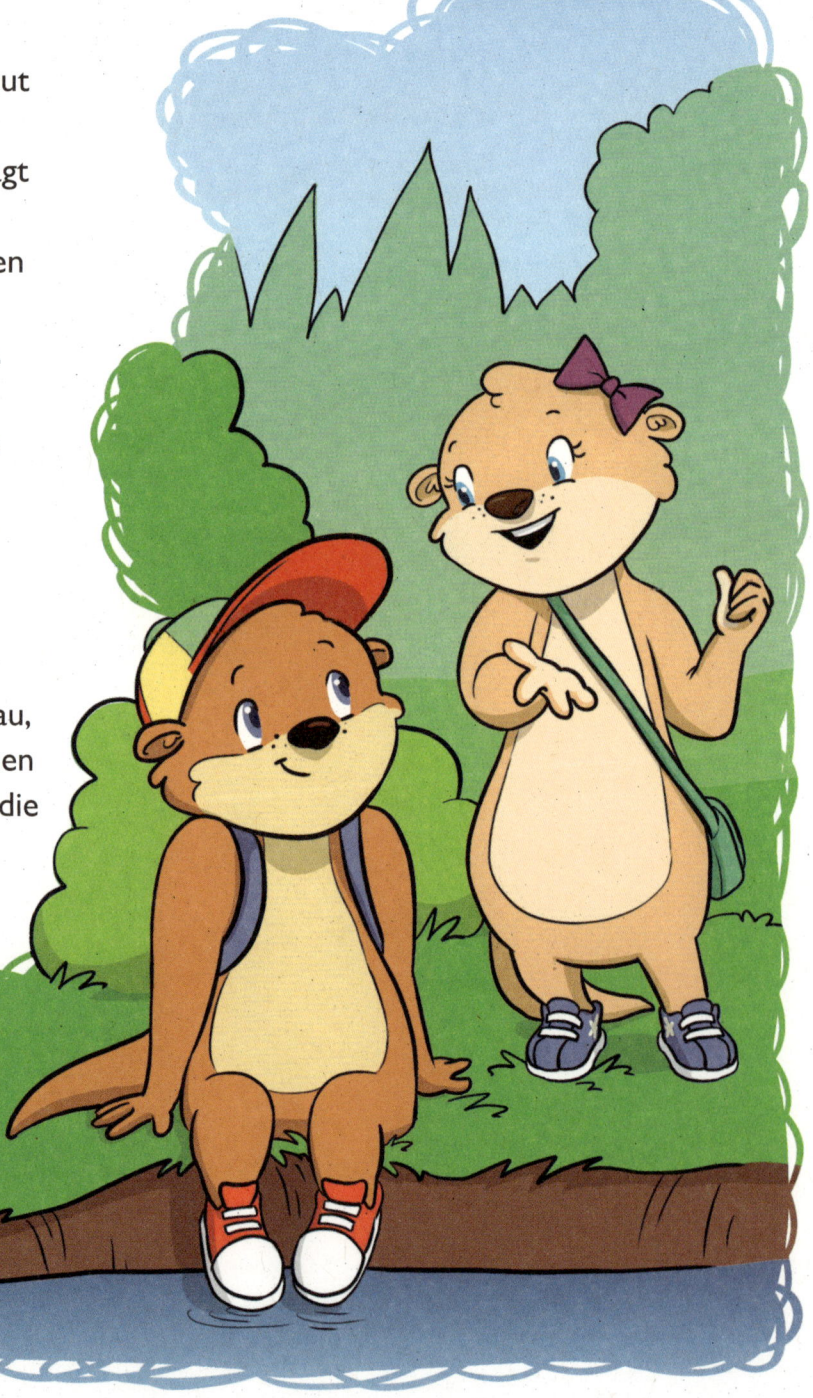

2. Tiere anlocken

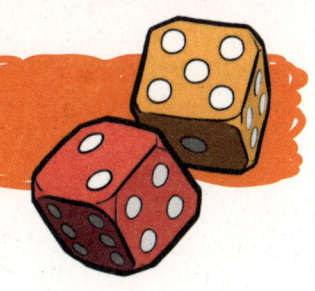

Das /t/ klappt jetzt schon richtig gut. Vielleicht kannst du nun gemeinsam mit Linus und Lina ein paar Tiere anlocken, indem ihr Lockgeräusche macht? /ta/ /te/ /ti/ /to/ /tu/

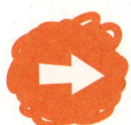 **Material:** Würfel, 20 Muggelsteine, Nudeln, Steinchen o. ä.

Anleitung: Such dir einen Mitspieler. Dann verteilt ihr jeweils zwei Muggelsteine auf den Tieren. Wer lockt das erste Tier an? Dafür würfelt ihr und sucht euch ein entsprechendes Tier aus. Nun versucht ihr es durch das passende Lockgeräusch anzulocken. Wenn das Geräusch gut klappt, dürft ihr euch einen Muggelstein nehmen. Wer von euch hat am Ende die meisten Tiere (Muggelsteine) angelockt?

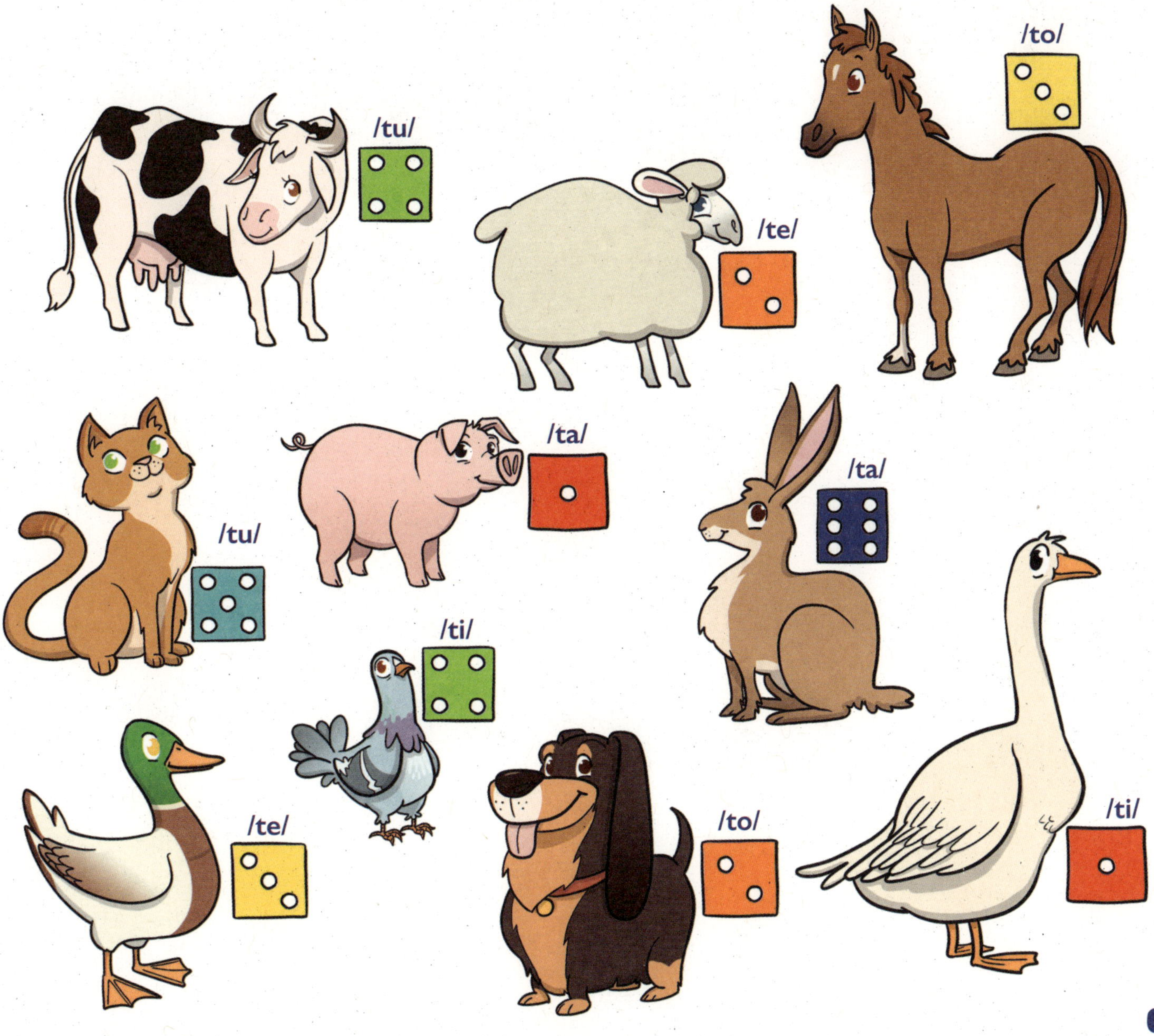

/to/

/tu/

/te/

/tu/

/ta/

/ta/

/ti/

/te/

/to/

/ti/

Es dauert einen Moment, aber schließlich wagen sich die Tiere aus ihren Ställen. Kurz darauf sind Linus und Lina umringt von Hasen, Schafen, Schweinen und Gänsen … Katze Karla streicht Lina um die Beine. Alle Tiere schauen sie erwartungsvoll an.
„Ich glaube", sagt Lina. „Sie warten auf ihr Frühstück …"

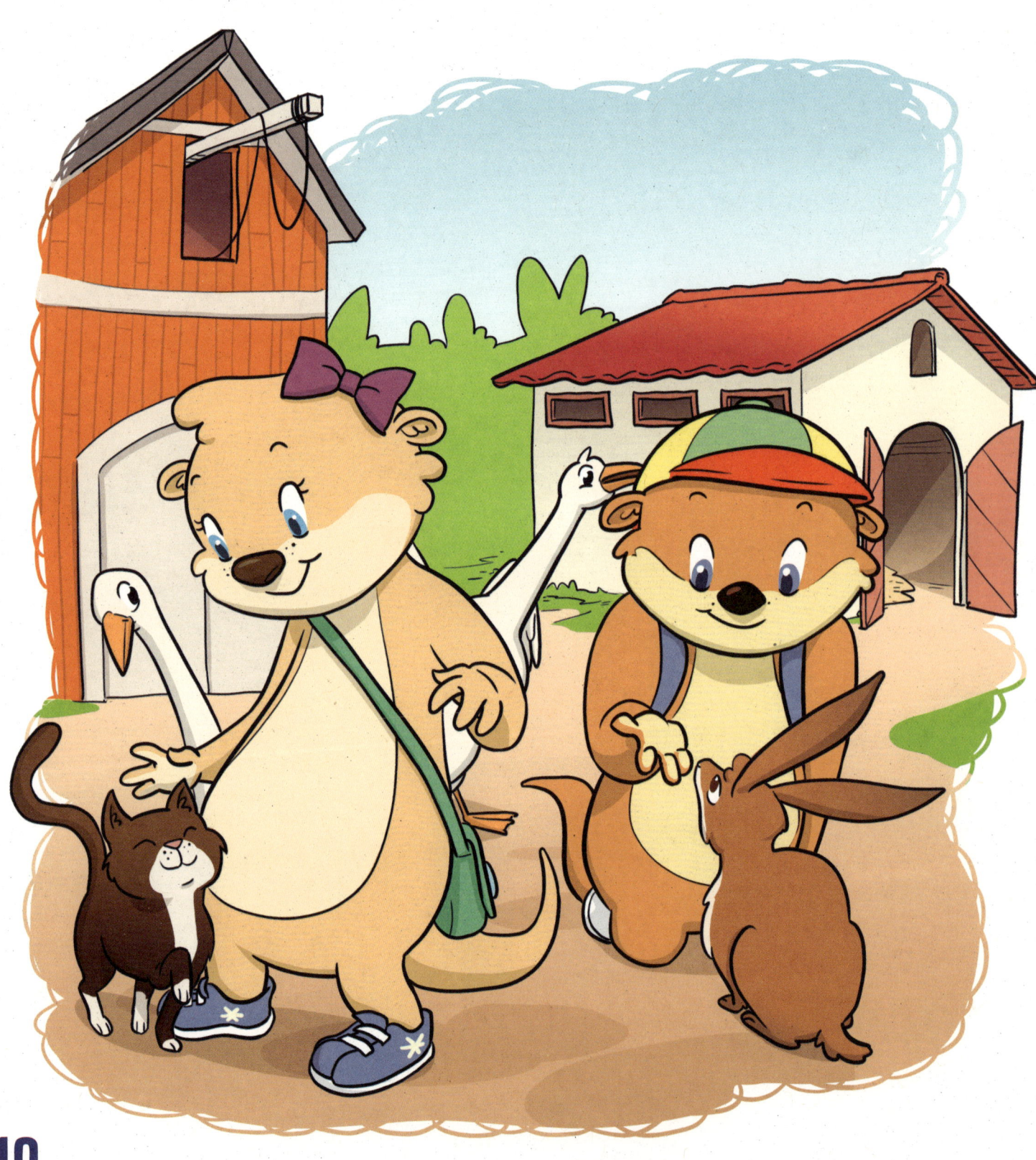

3. Tiere füttern

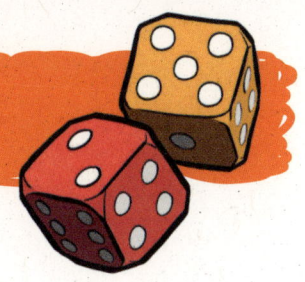

Die Tiere sind wirklich ganz schön hungrig.
Lass uns schnell mit der Fütterung beginnen.

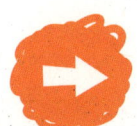 **Material:** Stifte, Würfel

Anleitung: Um die Tiere zu füttern, würfelst du abwechselnd
mit einem Mitspieler und ziehst dann eine Linie vom Futter
zu dem passenden Tier. Bei 6 setzt du aus. Könnt ihr auch das
Lockgeräusch des Tieres nachmachen? Versucht es einmal.

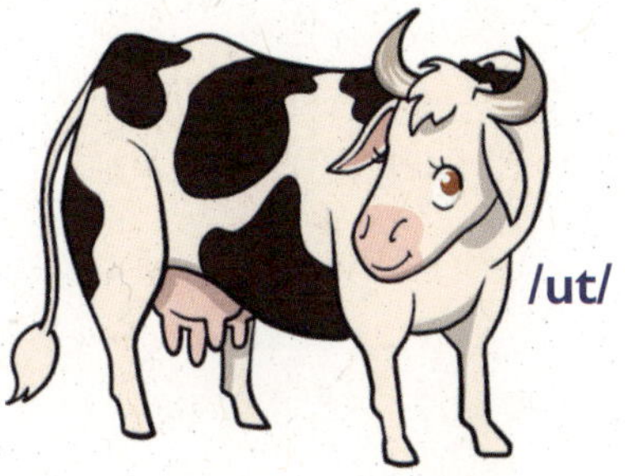

/ut/

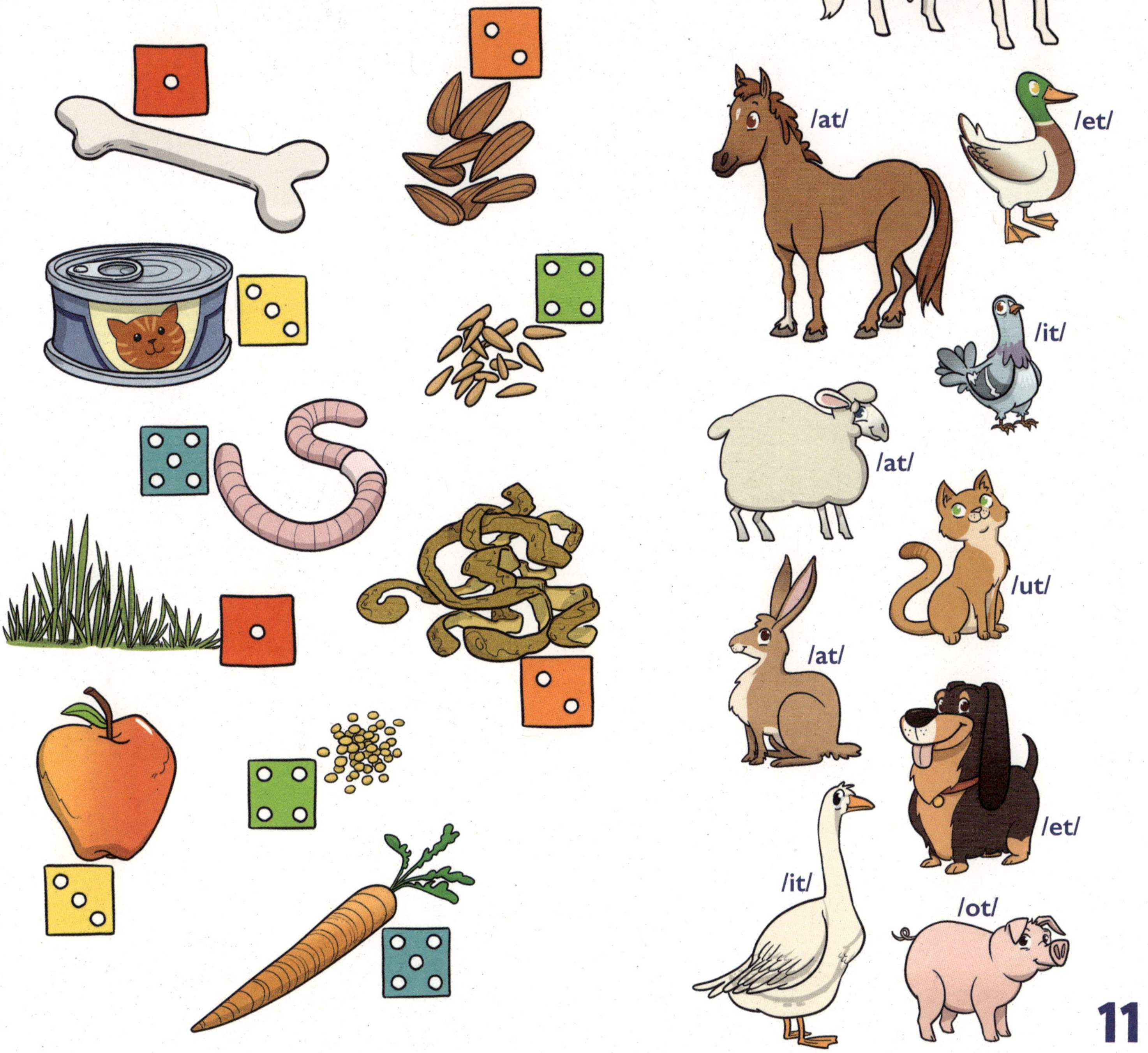

/at/

/et/

/it/

/at/

/ut/

/at/

/et/

/it/

/ot/

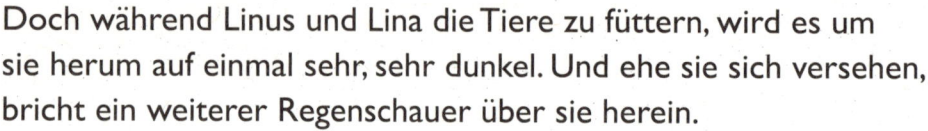

4. Regenschauer

Doch während Linus und Lina die Tiere zu füttern, wird es um sie herum auf einmal sehr, sehr dunkel. Und ehe sie sich versehen, bricht ein weiterer Regenschauer über sie herein.

Schnell laufen die Tiere wieder in den Stall. Linus und Lina folgen ihnen und stellen sich unter. Hört mal, wie die Regentropfen auf das Dach prasseln!

/ata/ /ate/ /ati/ /ato/ /atu/
/ete/ /eta/ /eti/ /eto/ /etu/
/iti/ /ita/ /ite/ /ito/ /itu/
/oto/ /ota/ /ote/ /oti/ /otu/
/utu/ /uta/ /ute/ /uti/ /uto/

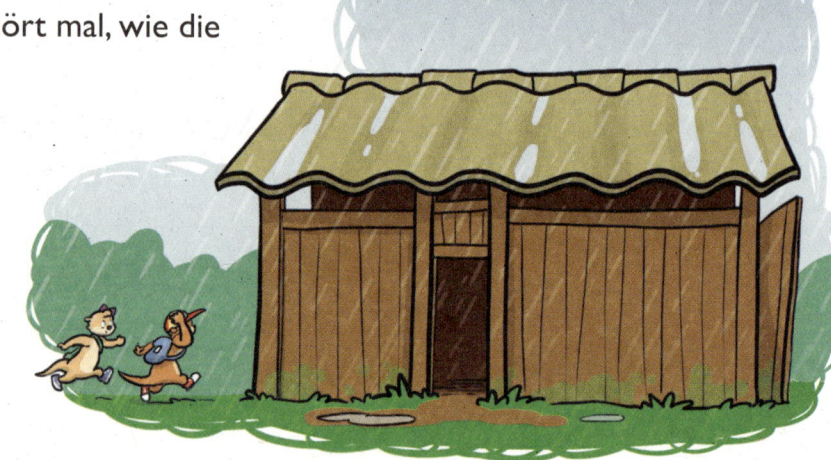

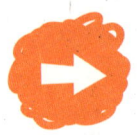 **Material:** Würfel (mit den Zahlen 1-3), für jeden Mitspieler einen Stift

Anleitung: Du darfst mit einem Mitspieler abwechselnd würfeln und entsprechend viele Regentropfen anmalen. Überlegt euch vorher, welches Geräusch eure Tropfen machen sollen und versucht, das Geräusch nachzumachen. Wer von euch hat die meisten Regentropfen angemalt?

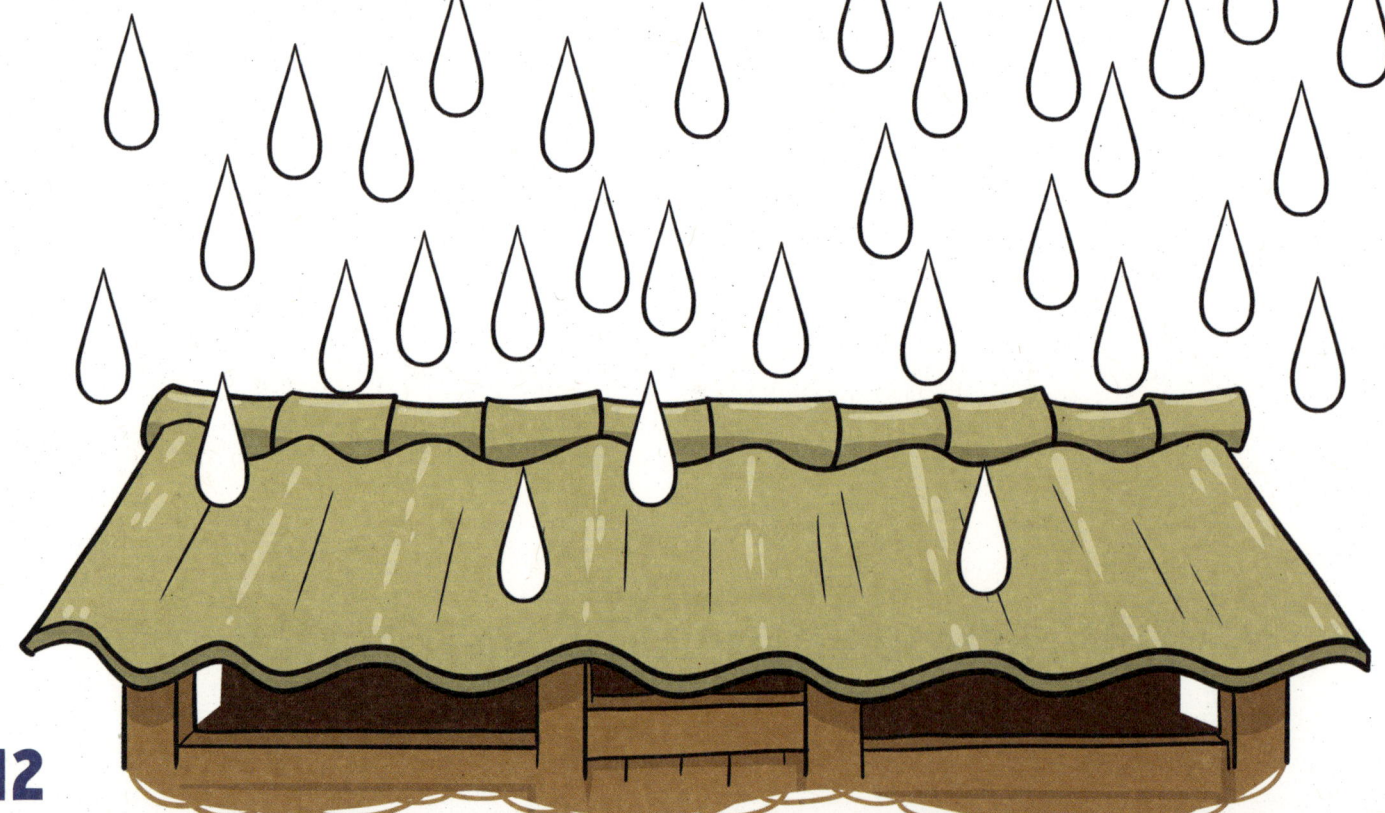

„So ein doofes Wetter heute", murrt Linus.
„Ich hab die Nase voll vom Regen!"
„Ich auch", sagt Lina. „Ich will wohin, wo es
warm ist und die Sonne scheint."
Linus schaut seine Schwester an.
„Denkst du, was ich denke?", fragt er.
Lina grinst. „Oh ja, Zeit für einen Tauchgang!"

Dafür müsst ihr wissen, dass es ganz tief
unten im Kleinen See einen magischen
Strudel gibt, der einen an jeden Ort bringen
kann. Man muss sich den Ort nur ganz, ganz
fest vorstellen. Für eine Strudelreise
brauchen Linus und Lina aber ihre Ausrüstung.
Also eilen die beiden nach Hause.

Zurück im Bau stürmen sie unter den
verdutzen Blicken von Mama und Papa
Otter direkt in ihr Zimmer.

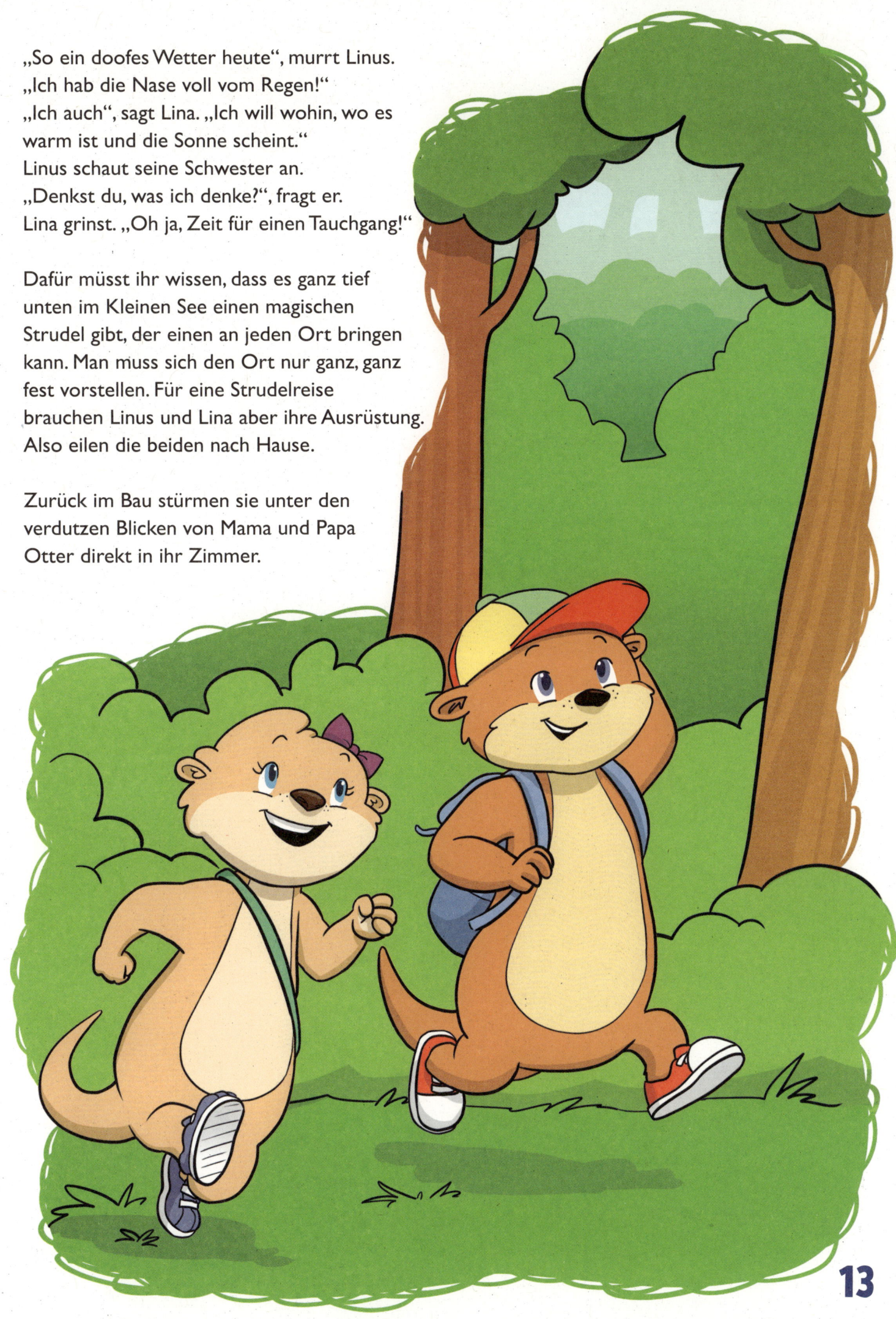

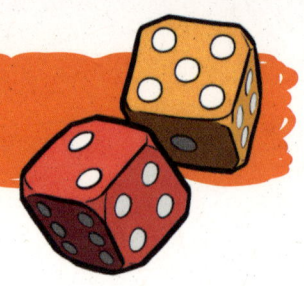

5. Sachen suchen

Doch im Zimmer von Linus und Lina herrscht eine ganz schöne Unordnung! Alle Sachen liegen verstreut herum.

 **Material:** Stifte

Anleitung: Zusammen mit einem Mitspieler kannst du Linus und Lina dabei helfen, ihre Sachen zusammenzusuchen. Findet ihr alle Gegenstände die mit dem Tropfengeräusch /t/ anfangen? Wer eins findet und es richtig benennt, darf es anmalen!

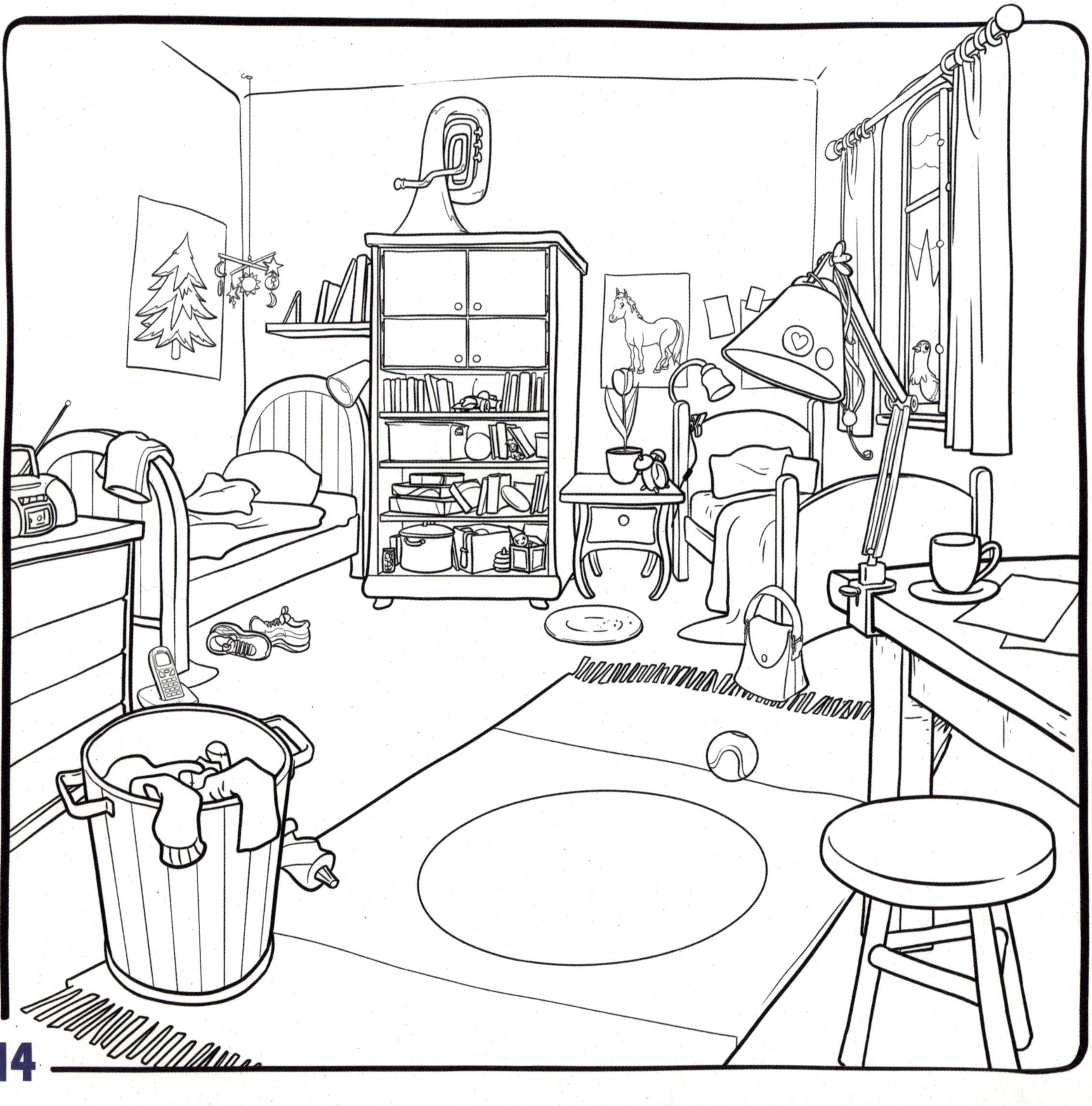

6. Tasche packen

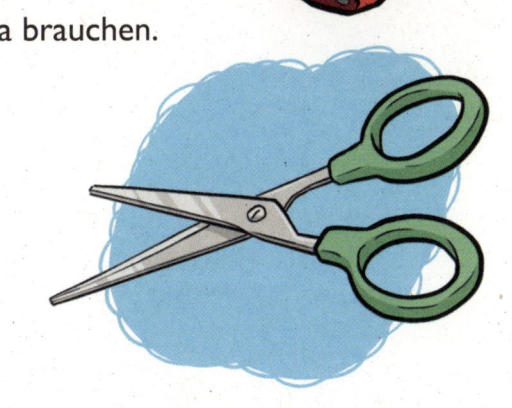

Sehr gut, wir haben alle Sachen gefunden, die Linus und Lina brauchen.
Nun müssen wir nur noch alles in den Rucksack packen.

Material: Schere, Würfel

Anleitung Teil 1: Dafür schneidest du mit
einem Mitspieler zunächst die Karten aus.

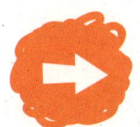

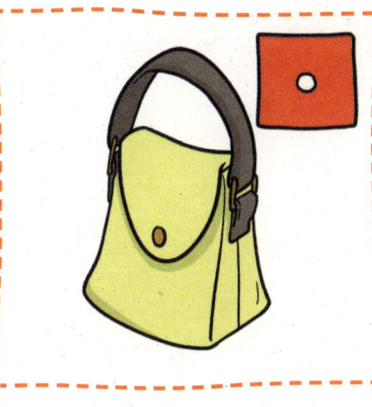

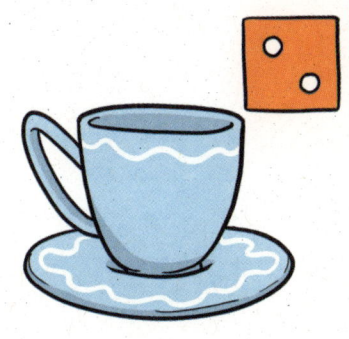

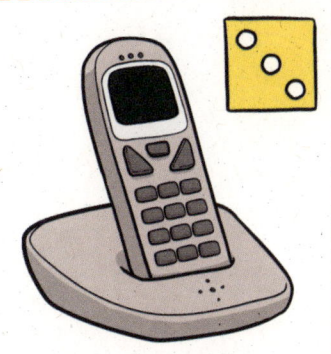

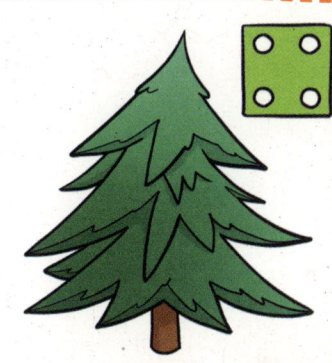

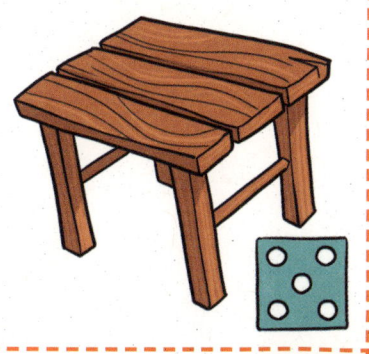

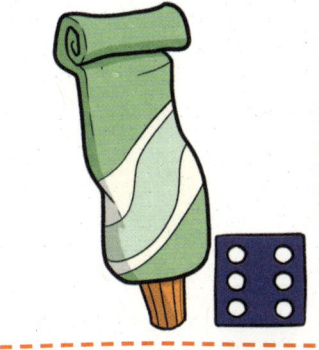

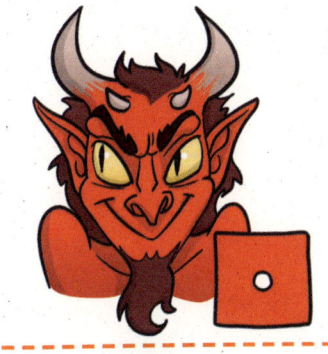

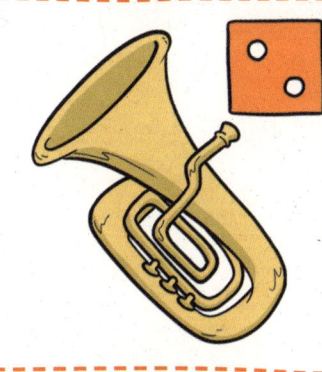

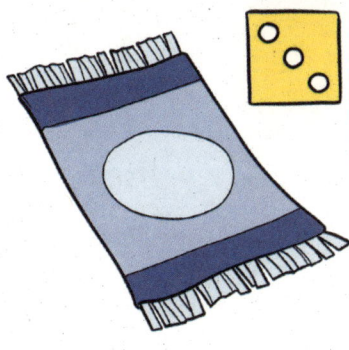

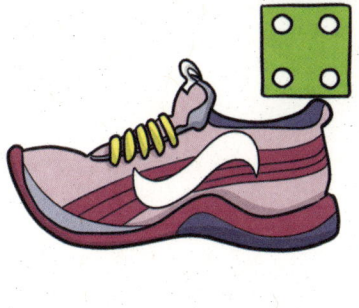

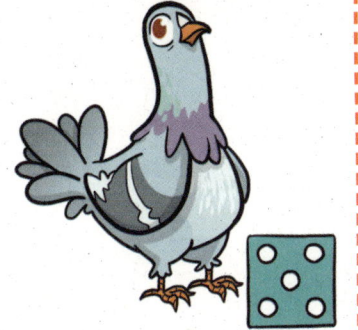

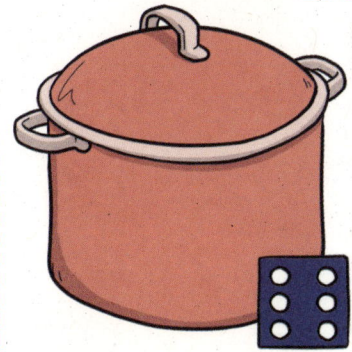

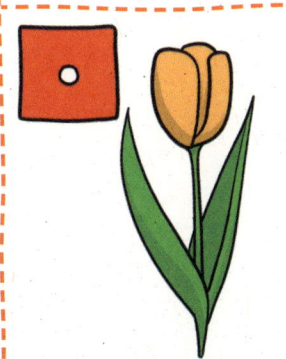

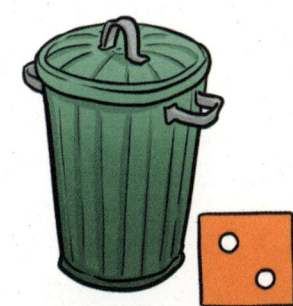

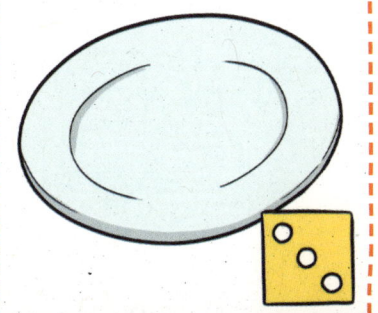

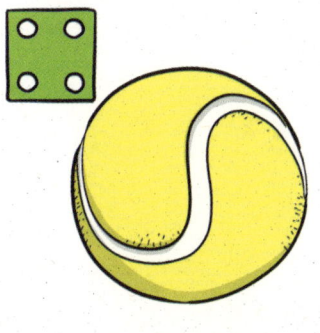

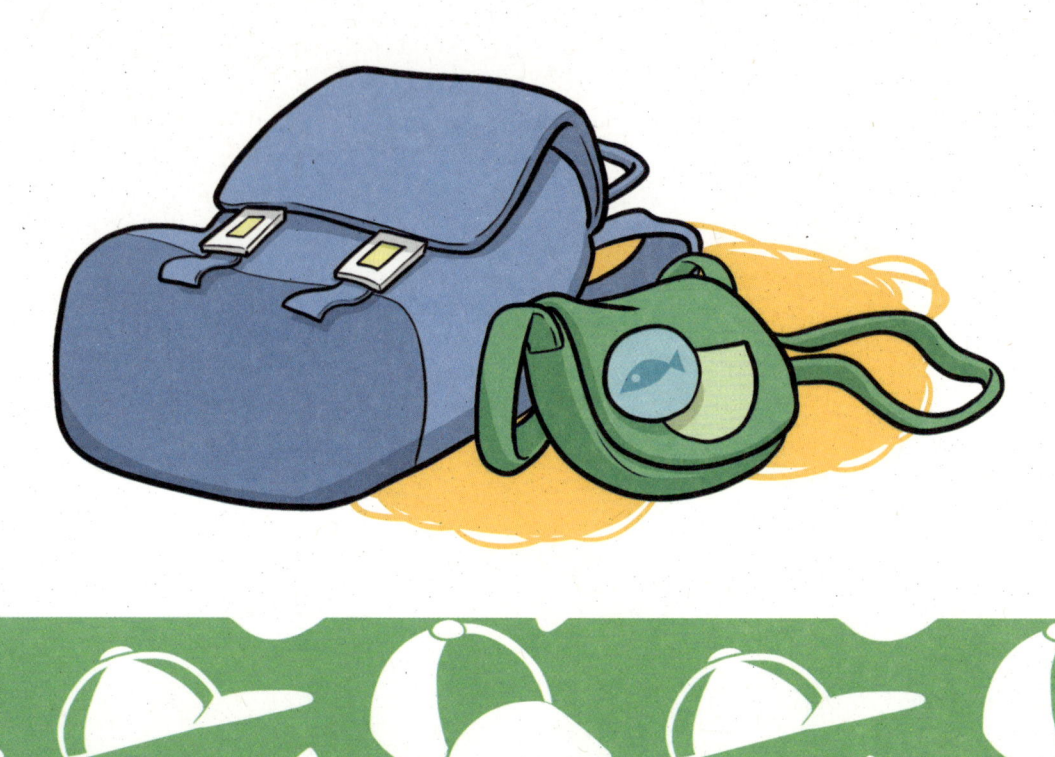

Anleitung Teil 2: Jeder Mitspieler bekommt die gleiche Anzahl an Karten. Nun würfelt ihr abwechselnd und dürft die entsprechende Bildkarte in die Tasche legen, nachdem ihr sie korrekt benannt habt. Wer zuerst alle seine Gegenstände in die Tasche gelegt hat, ist der Sieger.

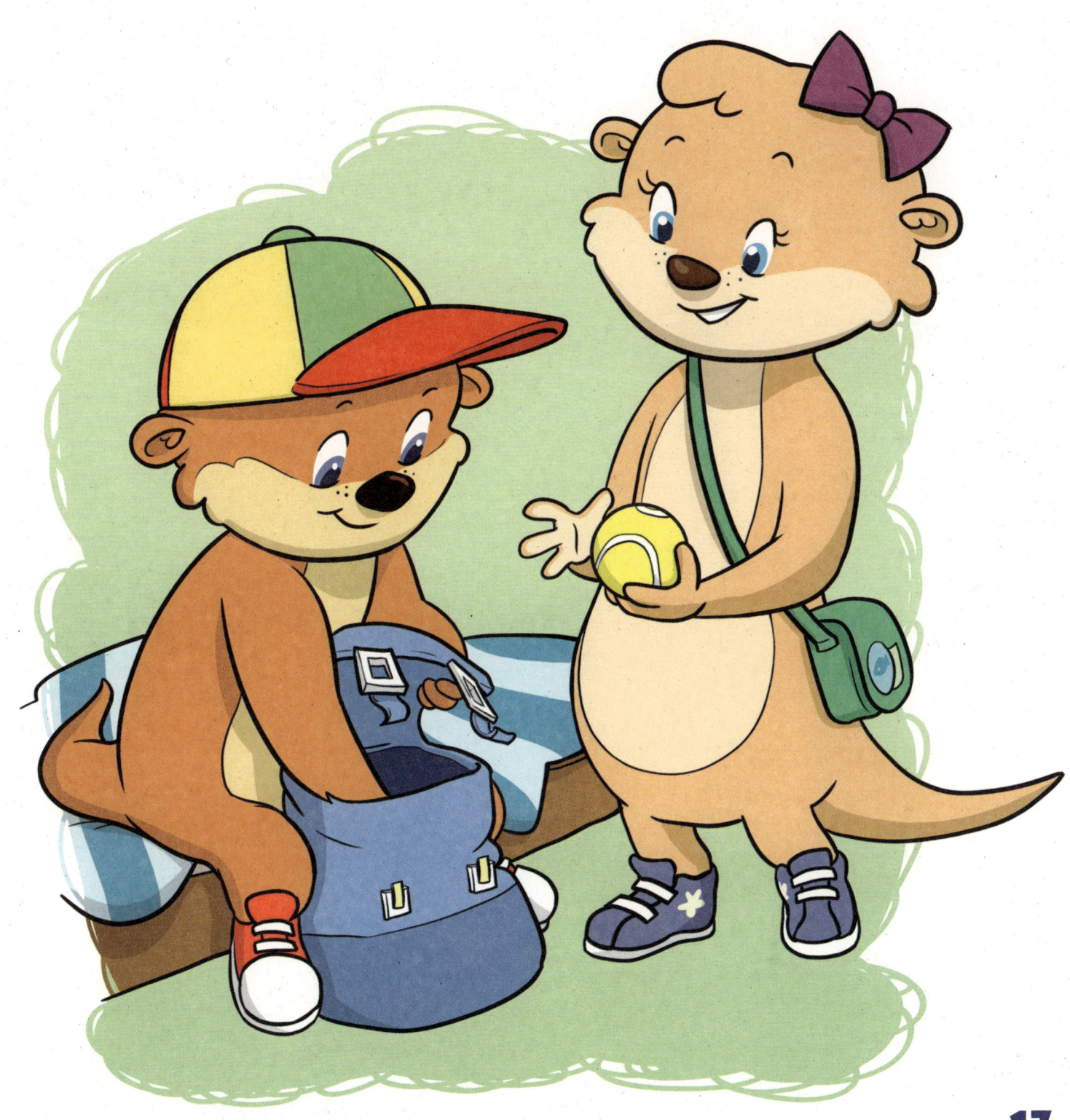

7. Paare finden

Uff, der Rucksack ist ganz schön schwer geworden! Linus und Lina können sich nicht einigen, wer ihn zuerst tragen soll. Sie beschließen, eine Runde „Paare finden" zu spielen. Der Verlierer muss den Rucksack bis zum See tragen.

 **Material:** Schere

Anleitung Variante 1: Zum Paare finden brauchst du natürlich auch einen Mitspieler. Zuerst dürft ihr die Bildkarten ausschneiden, mischen und verdeckt vor euch hinlegen. Abwechselnd dürft ihr jetzt jeweils zwei Karten umdrehen. Wenn ihr ein Paar habt und die Bilder richtig benennt, dürft ihr das Paar behalten. Wer von euch ergattert die meisten Paare?

Anleitung Variante 2: Ihr dürft die Karten wieder gut durchmischen und verdeckt vor euch hinlegen. Nun geht es darum als erster die beiden Elefanten zu finden! Wer schaut genau hin?

Anleitung Variante 3: Die Karten werden wieder gut durchgemischt und verdeckt auf den Tisch gelegt. Dieses Mal dürft ihr immer nur eine Karte aufdecken und benennen. Diese Karte bleibt offen liegen. So geht es reihum weiter. Wer die passende zweite Karte entdeckt, haut schnell auf eine der Karten und benennt diese. Wer die meisten Paare entdeckt hat, ist der Sieger und muss den Rucksack nicht tragen.

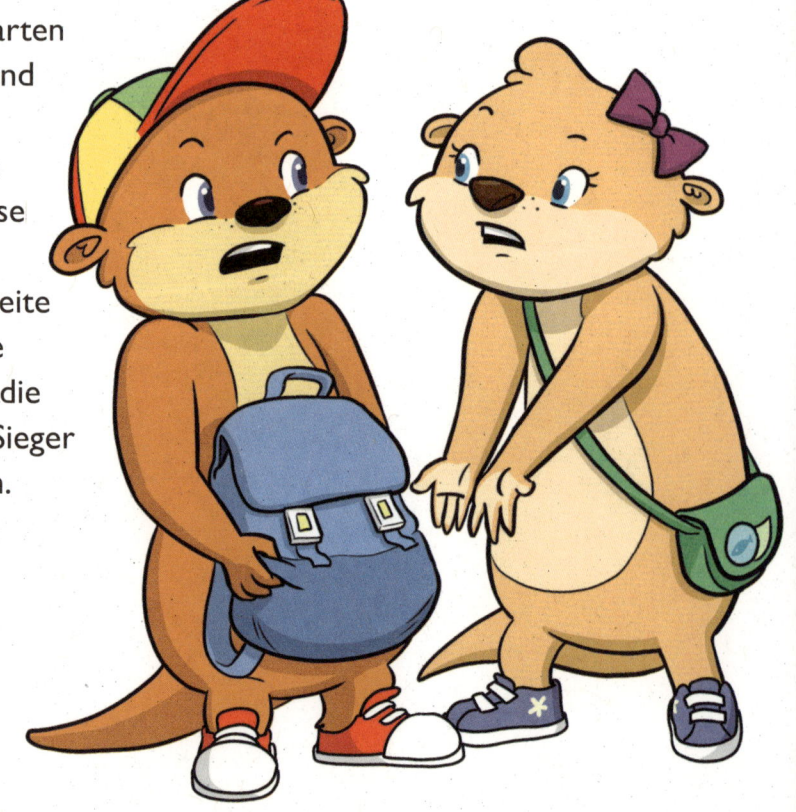

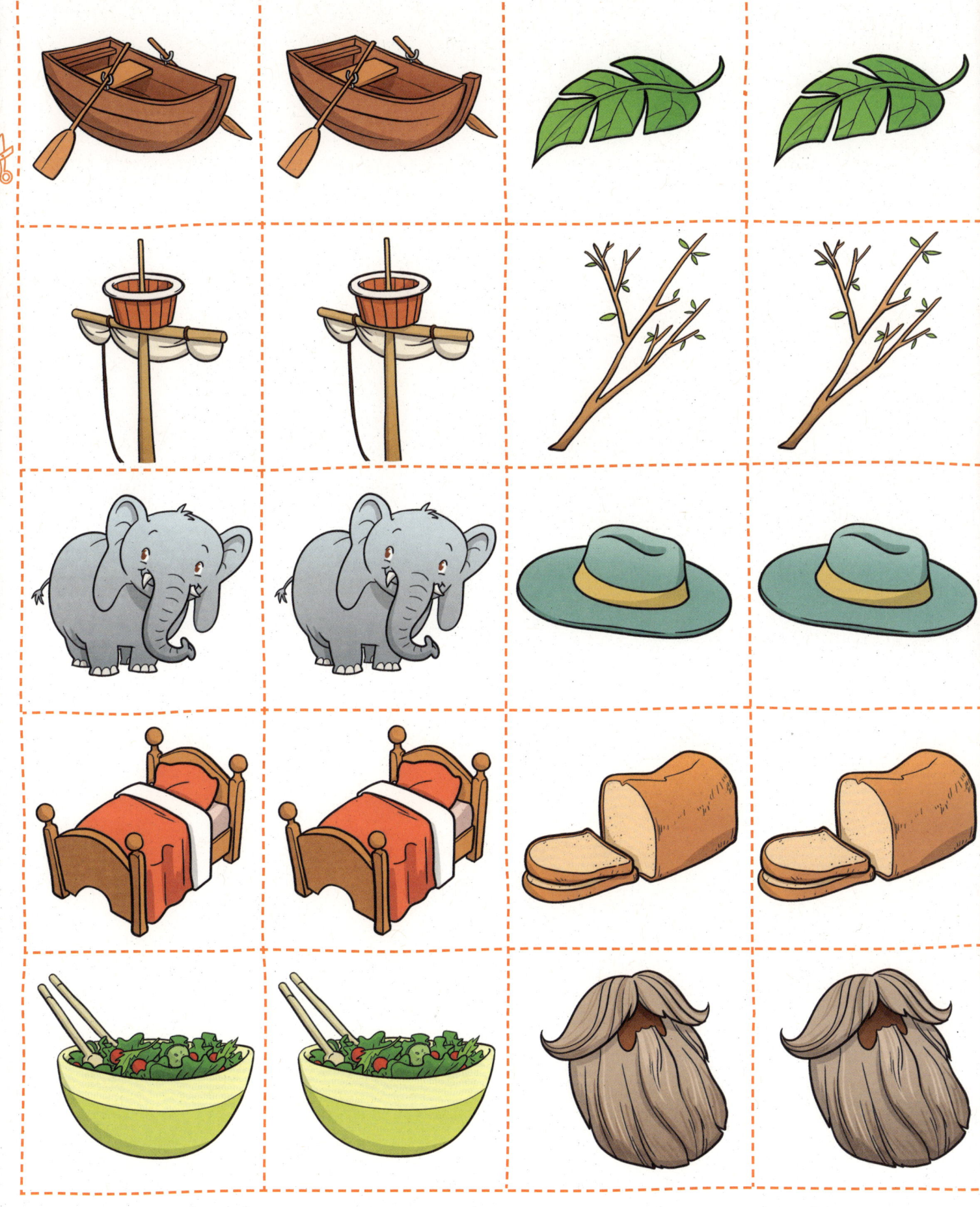

Linus will am liebsten sofort los, doch Lina sagt: „Es fehlt noch etwas!"
Stimmt, ein paar Gegenstände brauchen sie noch, bevor sie in den Strudel
hinabtauchen können.

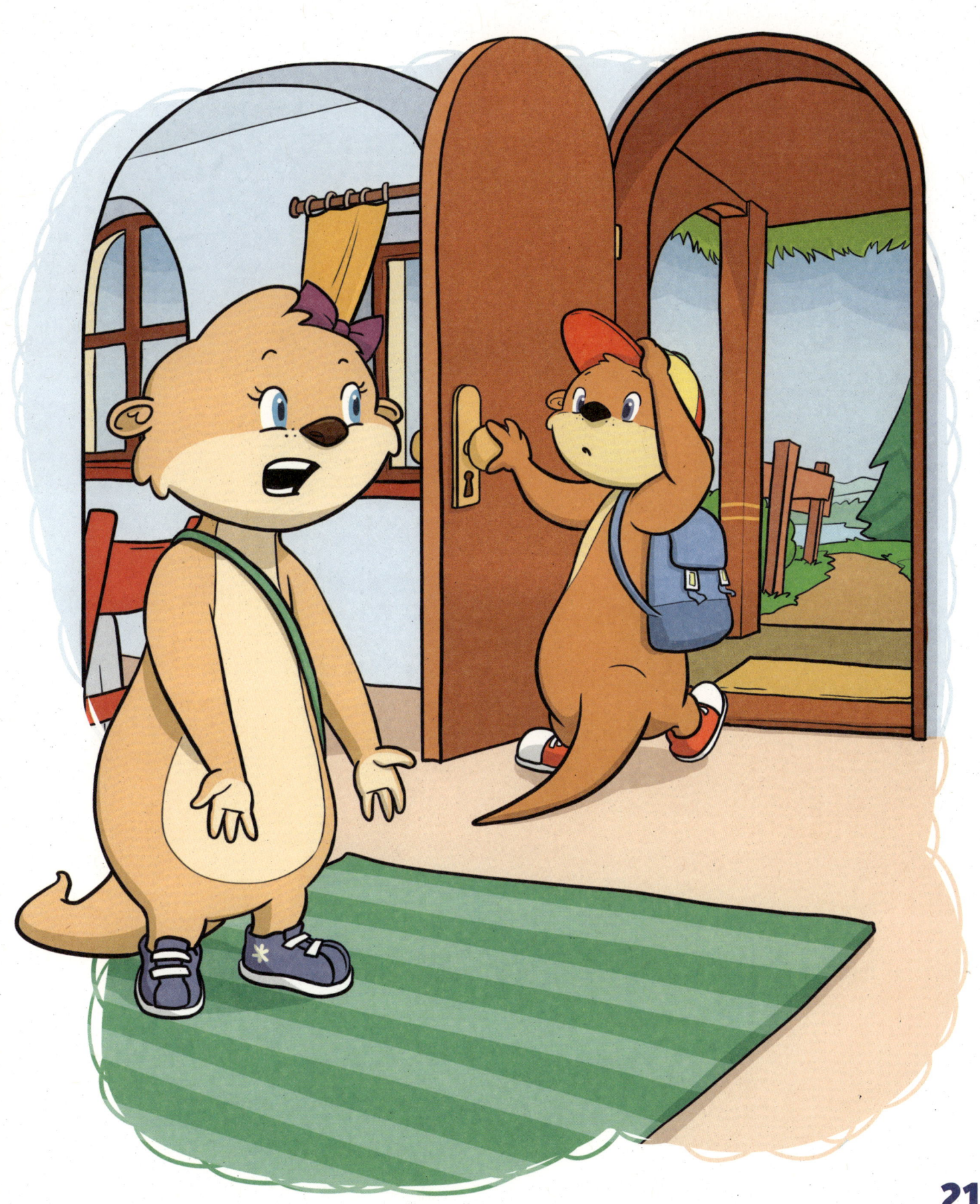

8. Es fehlt noch etwas!

 **Material:** Spielfiguren für jeden Mitspieler, Würfel

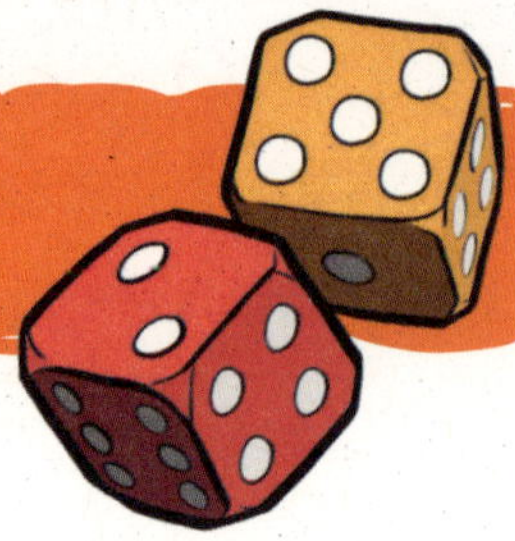

Anleitung Variante 1: Wer ist zuerst am Strudel? Schnapp dir einen Mitspieler. Ihr dürft abwechselnd würfeln und eure Figur entsprechend vorsetzen. Wenn ihr die Zahlen 1-4 würfelt, dürft ihr so viele Felder vorrücken. Bei einer 5 müsst ihr einmal aussetzen und bei einer 6 dürft ihr nochmal würfeln. Wenn ihr auf einem Bild landet, sagt ihr immer, was darauf abgebildet ist.

Anleitung Variante 2: Wie Variante 1, nur werden immer alle Bilder benannt, über die ihr schon gelaufen seid.

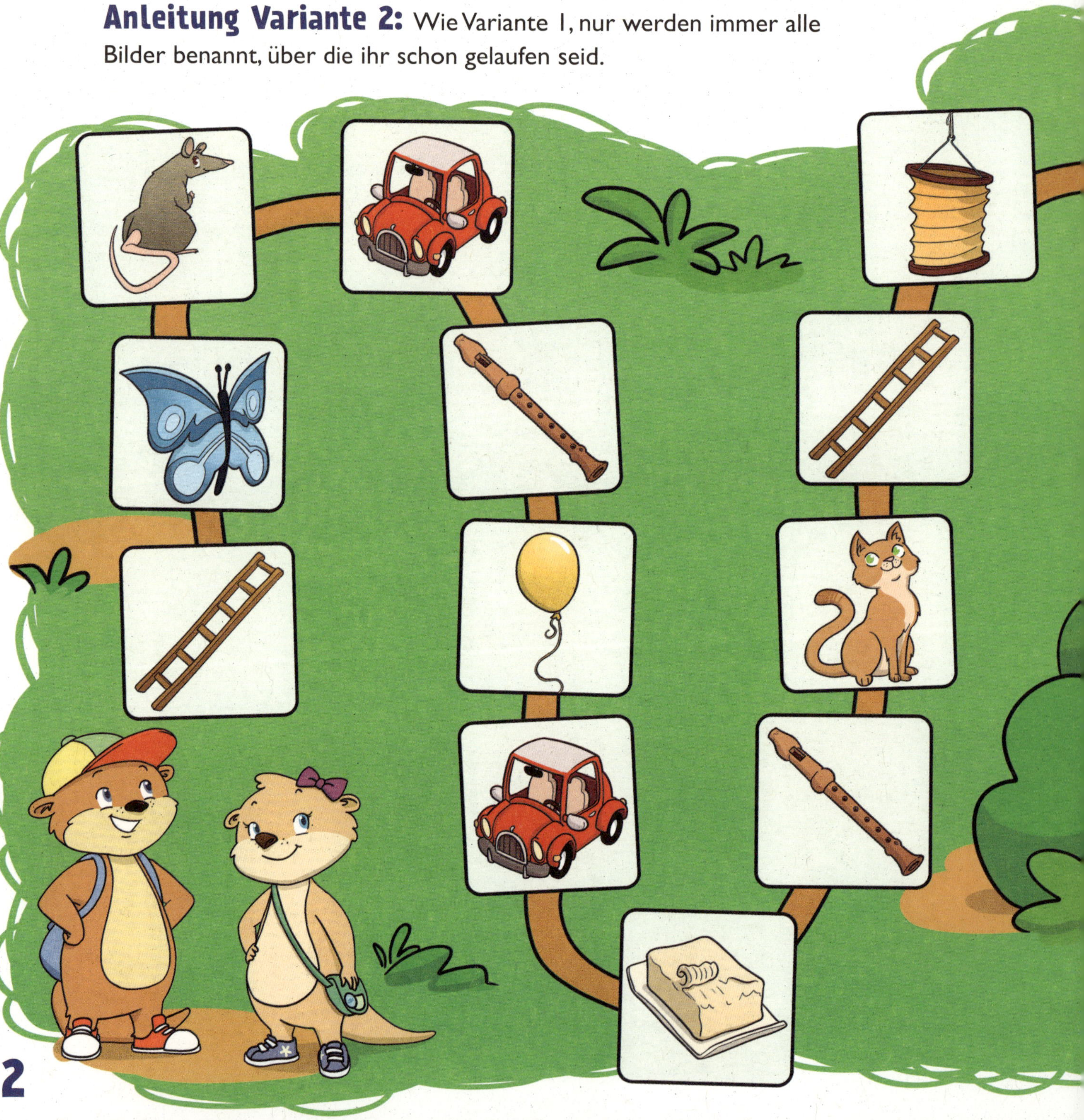

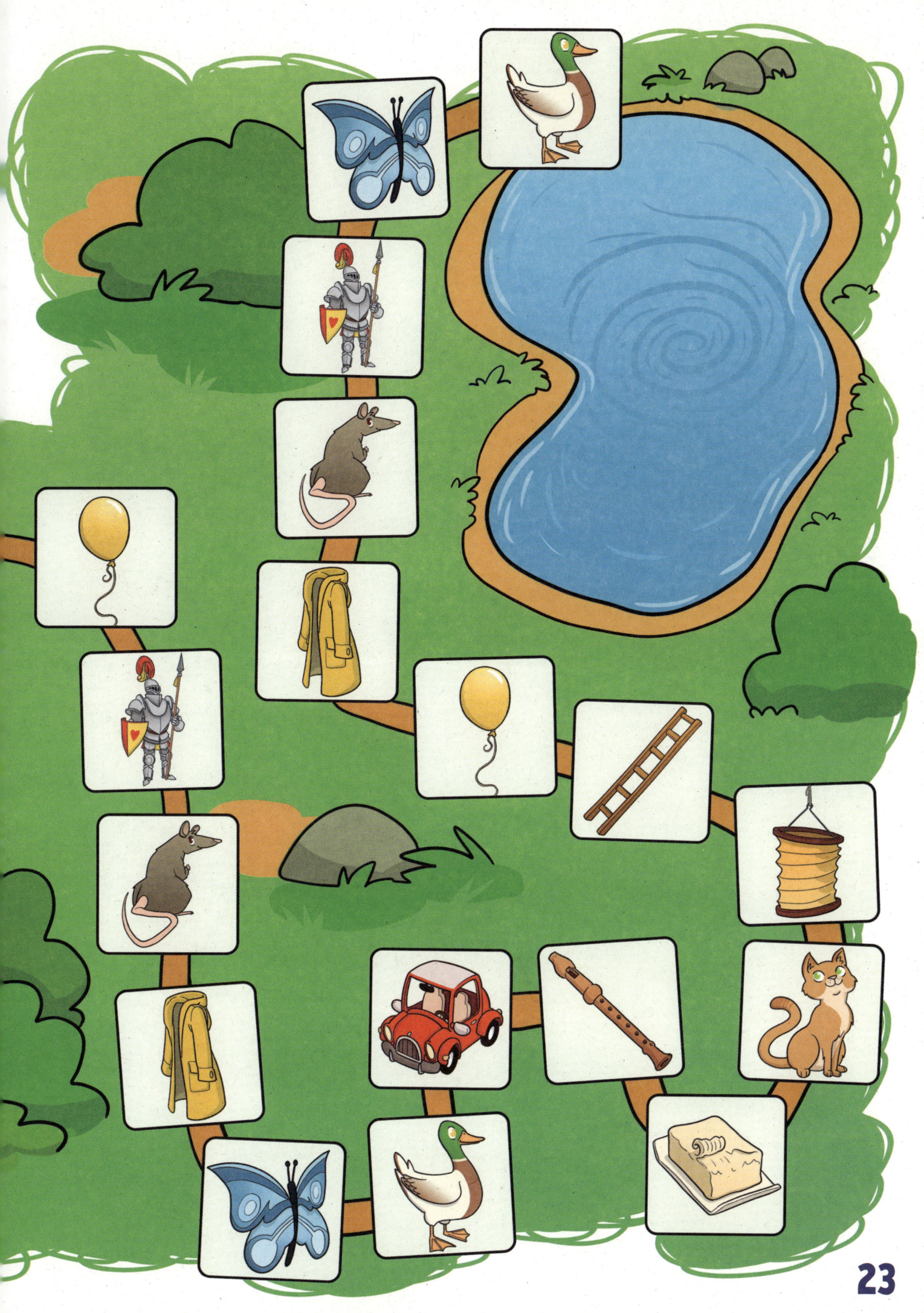

Am Ufer stehen Mama und Papa Otter unter einem großen Schirm.
Sie winken Linus und Lina zu.
„Und ihr wisst auch genau, wo ihr hin wollt?", ruft Mama noch.
Doch da sind Linus und Lina schon im See verschwunden.
Tiefer und tiefer tauchen sie hinab. Dabei denken sie an blauen
Himmel, strahlenden Sonnenschein und – das haben sie vorher
beschlossen - einen dichten, grünen Dschungel, voller Pflanzen
und Tiere.

Sie haben den Grund schon fast erreicht, da schimmert ihnen ein
schwaches Leuchten entgegen. Heute ist es im See so dunkel, dass
es gar nicht schwer zu erkennen ist. Und dahinter kräuselt sich
das Wasser um einen kleinen Strudel.

Linus und Lina schauen sich noch einmal
kurz an. Dann schließen sie die Augen und
schwimmen schnurstracks auf den Wirbel zu.
Als Linus und Lina wieder auftauchen,
erstreckt sich vor ihnen ein breiter Sand-
strand. Im hellen Sonnenlicht sieht der Sand
fast weiß aus. Gleich dahinter ragt eine Wand
aus riesigen Bäumen in den blauen Himmel.

Staunend stapfen Linus und Lina ans Ufer.
Der Sand unter ihren Pfoten ist warm und
ganz weich. Verzückt betrachtet Lina die
Bäume und Pflanzen. Linus dagegen deutet
auf eine kleine Schotterpiste, die in den
Dschungel hinein führt. Dort steht ein
alter Jeep.

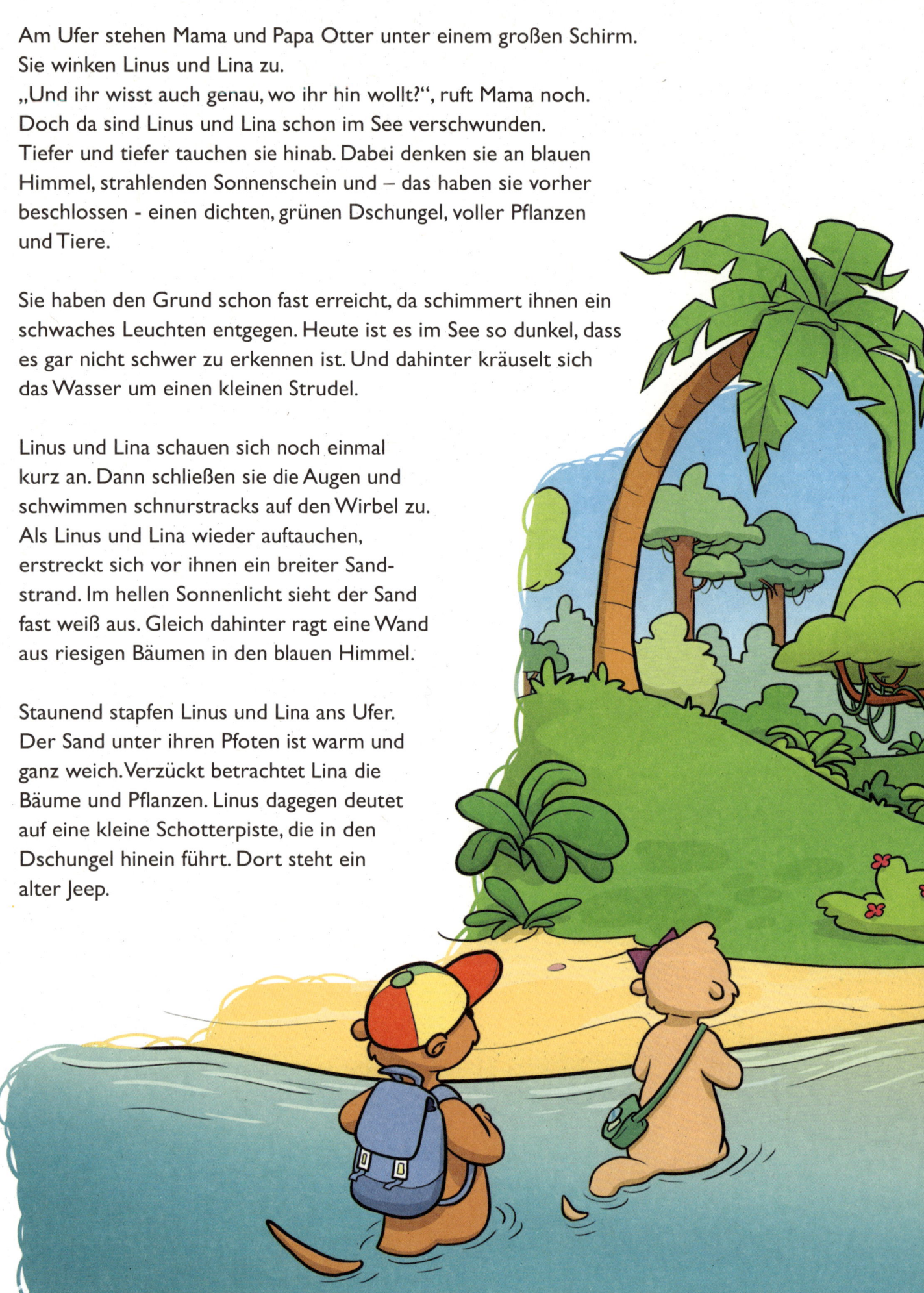

Eifrig tapst Linus hinüber, um sich das Gefährt näher anzusehen.
Lina schaut sich unsicher um, doch dann folgt sie ihrem Bruder.
Linus sitzt schon im Jeep und hat den Motor gestartet.
Er stottert ein wenig, geht aber nicht aus.
„Den nehmen wir!", sagt Linus. „Dann müssen wir den schweren
Rucksack nicht mehr tragen!"
„Wir können doch nicht einfach ein fremdes Auto nehmen", sagt Lina.
„Was, wenn der Besitzer zurückkommt?"
„Papperlapapp, mit dem ist ewig niemand mehr gefahren!", sagt Linus.
„Außerdem leihen wir ihn uns ja nur aus."

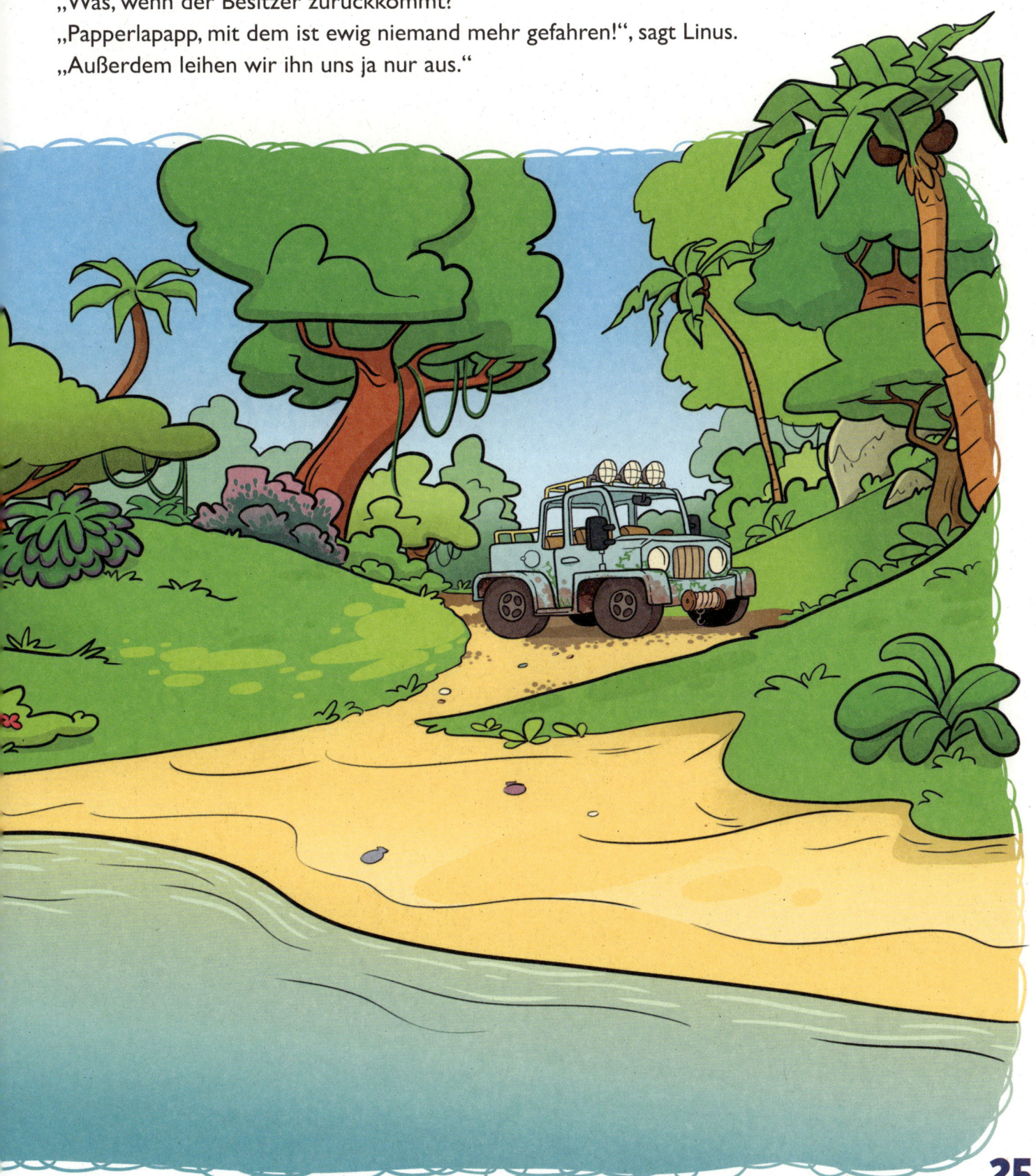

9. Der Safari-Jeep wird gepackt

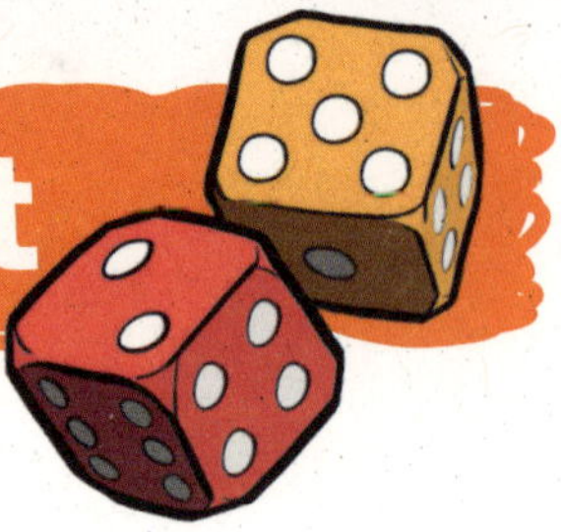

Hoffentlich passt alles in den Kofferraum … Zusammen mit einem Mitspieler kannst du Linus dabei helfen, die Gegenstände zu verstauen.

 **Material:** Stifte, Würfel, 24 Muggelsteine für Variante 2

Anleitung Variante 1: Ihr würfelt reihum und packt einen Gegenstand in den Kofferraum. Dazu benennt ihr den gewürfelten Gegenstand und zieht eine Linie vom Gegenstand zum Kofferraum des Jeeps.

Anleitung Variante 2: Legt zuerst jeweils zwei Muggelsteine auf die Gegenstände. Dann würfelt ihr abwechselnd, wählt einen Gegenstand und nehmt einen Muggelstein, wenn ihr ihn richtig benannt habt. Liegt kein Stein macht ihr die Übung trotzdem. Wer hat zum Schluss die meisten Muggelsteine?

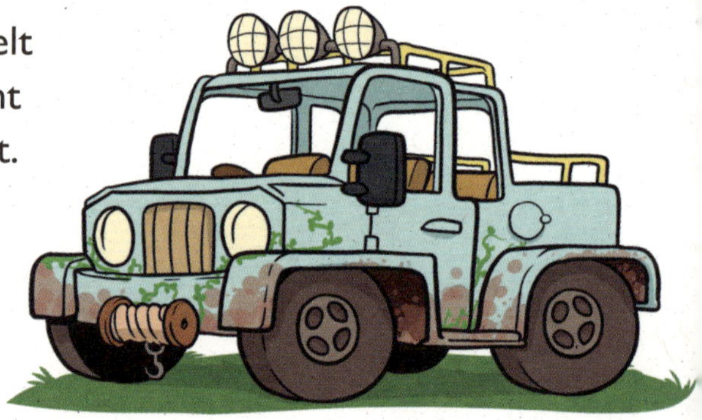

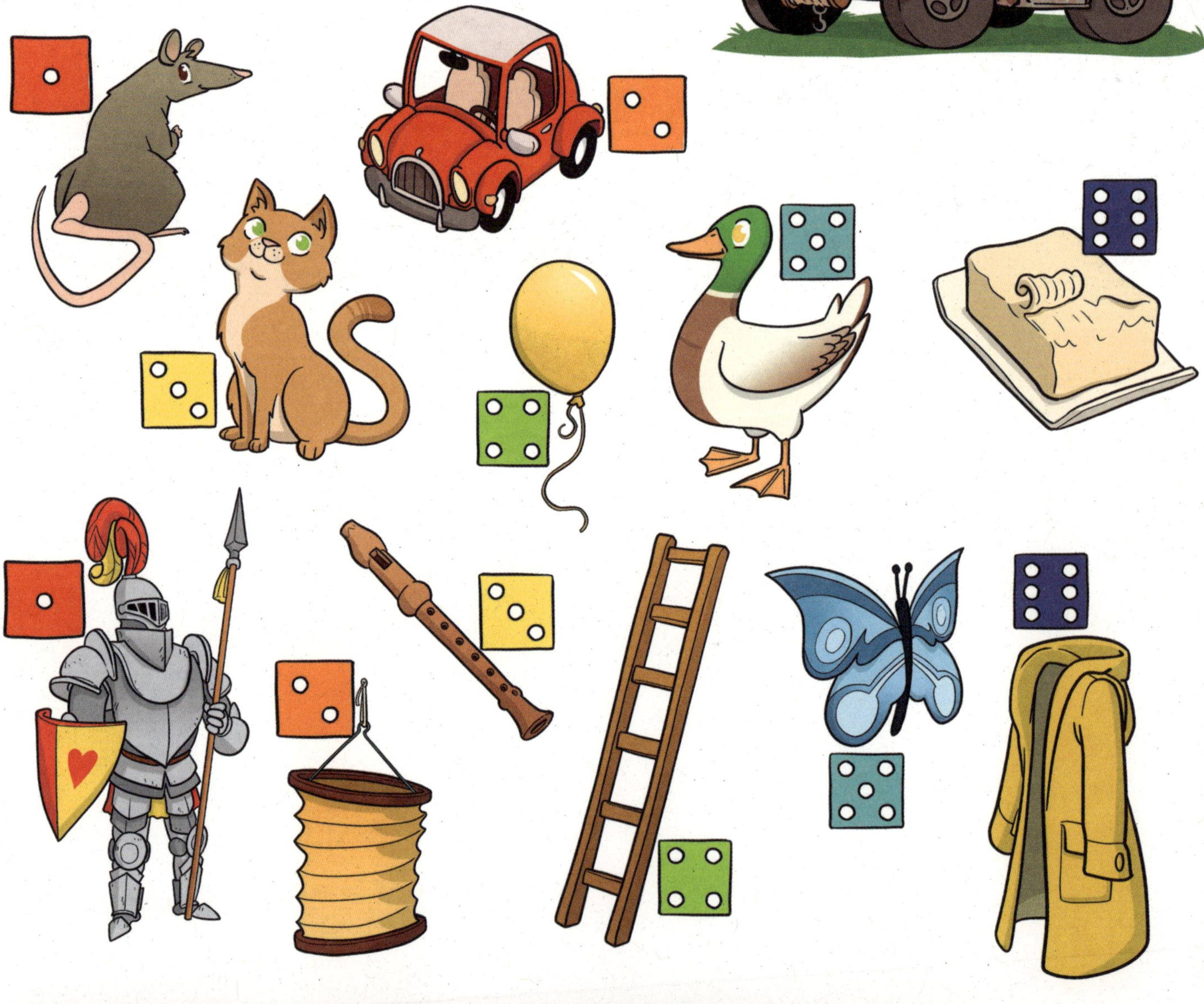

Nachdem der Jeep beladen ist, läuft Linus flink um das Auto herum und setzt sich wieder auf den Fahrersitz. Durchs Fenster schaut er seine Schwester erwartungsvoll an.
„Kommst du?"

Ganz wohl ist Lina dabei nicht. Doch sie ist so neugierig auf all die Tiere und Pflanzen im Dschungel. Sie seufzt, dann klettert sie auf den Beifahrersitz. Linus gibt Gas und lenkt den Jeep ins dichte Grün des Dschungels hinein.

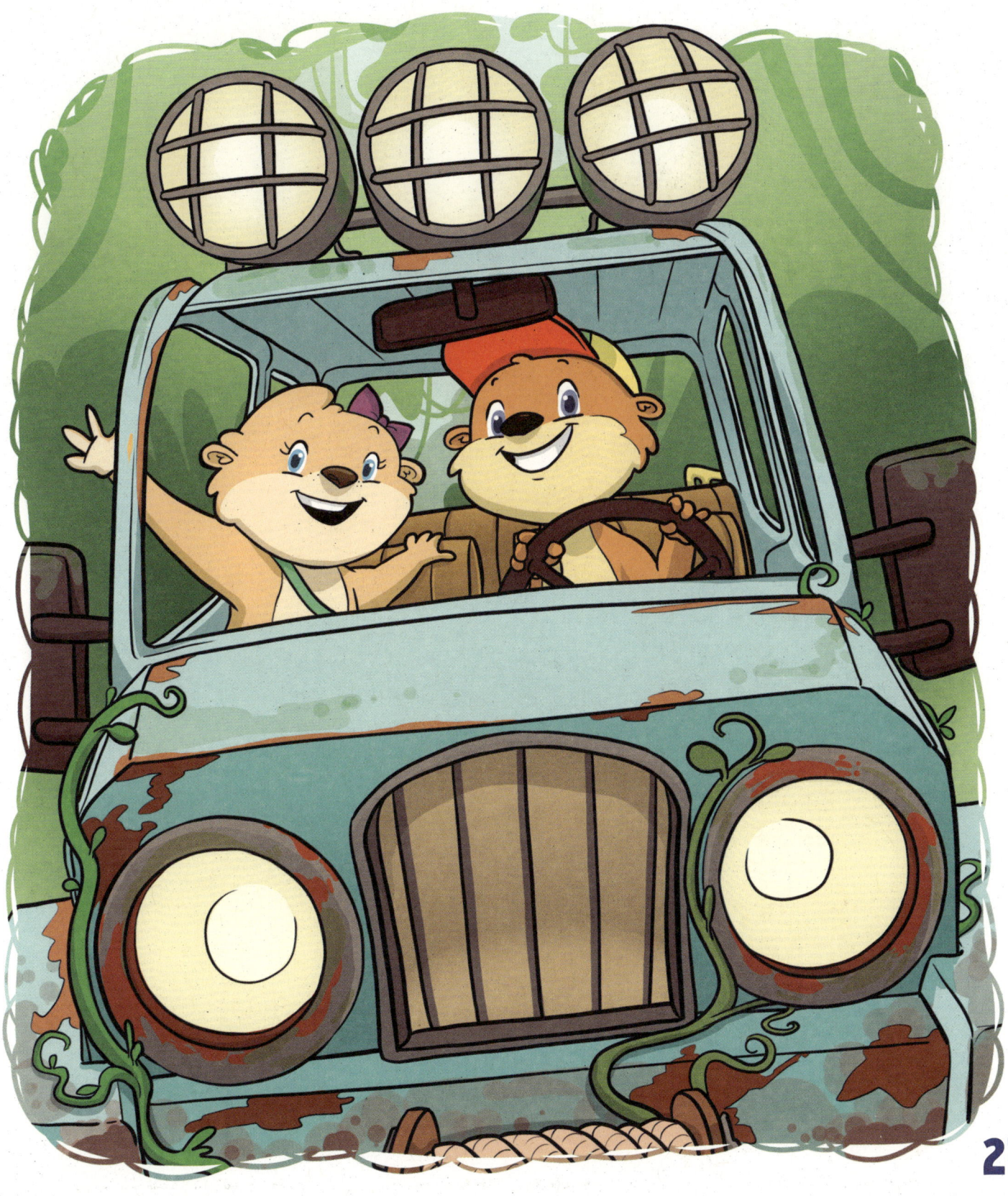

10. Tiere entdecken

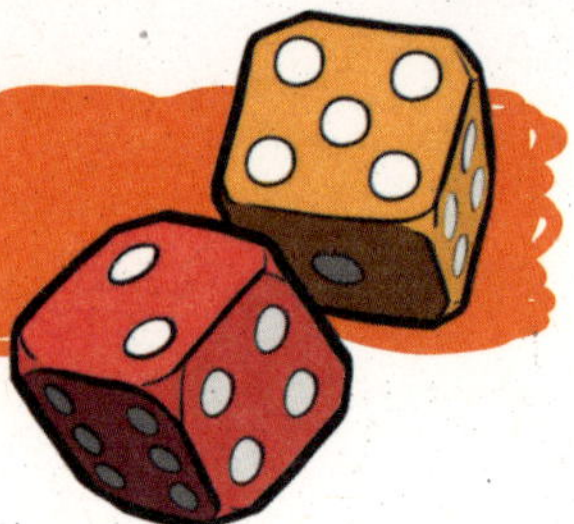

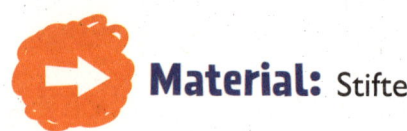

Im Dschungel haben sich 20 Tiere versteckt. Mal schauen, ob du alle Tiere findest ...

Material: Stifte

Anleitung: Wenn du ein Tier entdeckt hast, sagst du:
„Ich habe ein Tier gefunden." Dann darfst du es anmalen.

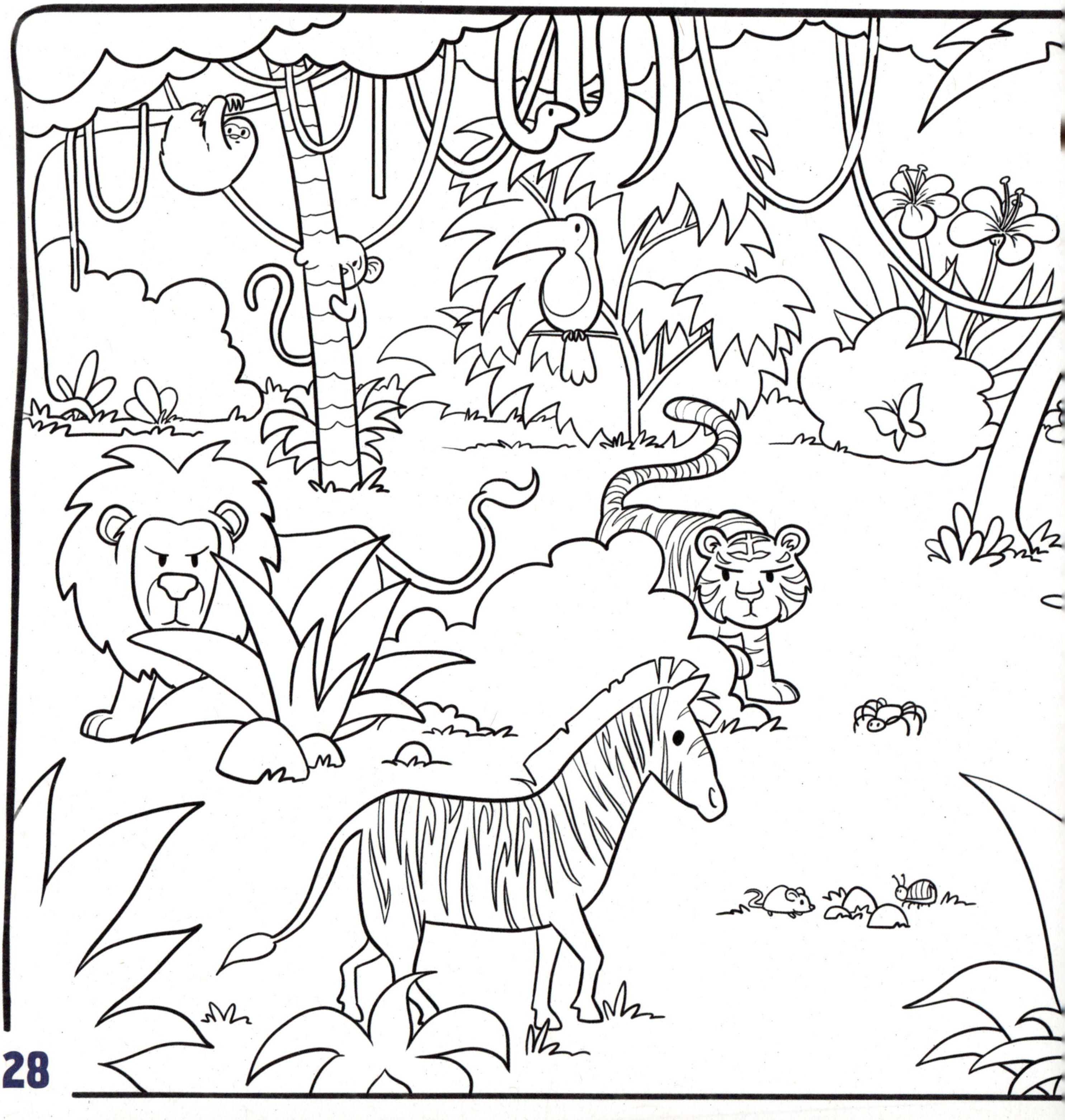

Linus und Lina können sich gar nicht satt sehen. Besonders haben es Lina die herrlich bunten Papageien angetan, deren fröhliche Laute die Luft erfüllen. Doch was ist das? Zwischen all den bunten Vögeln sitzt ein Papagei, der ganz kläglich drein blickt. „Anhalten!", ruft Lina. „Da braucht jemand unsere Hilfe!"

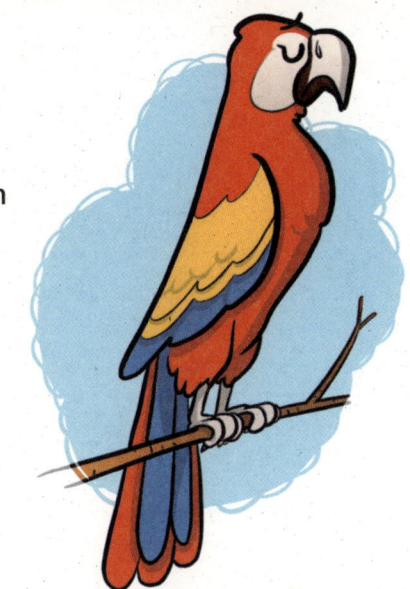

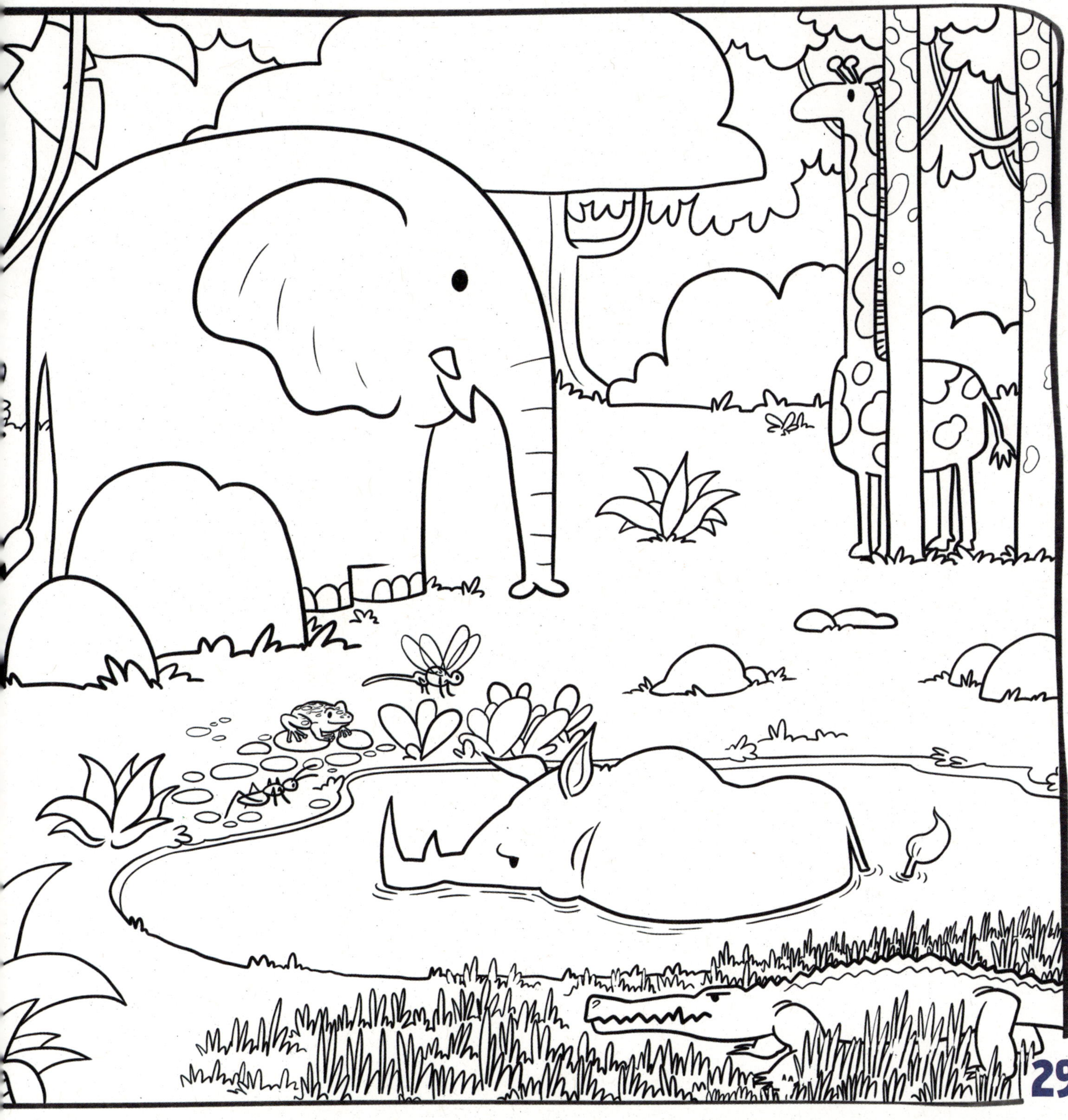

11. Papagei Paul

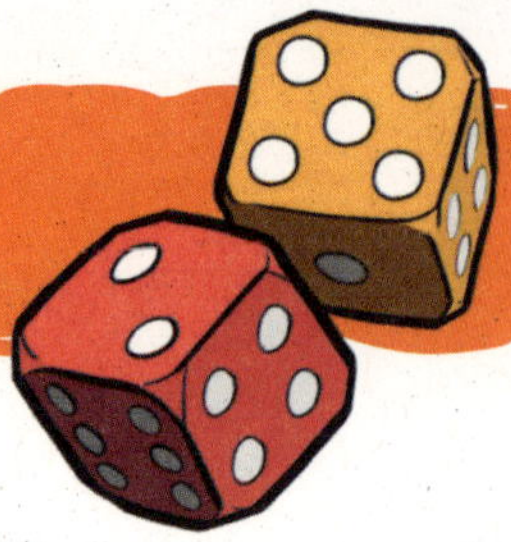

Habt ihr den Papagei auch gesehen? Er ist ganz traurig, weil seine Federn nicht so schön bunt sind wie die seiner Freunde. Zusammen mit einem Mitspieler kannst du Linus und Lina dabei helfen, seine Federn anzumalen.

 **Material Spiel 1:** Schere, Buntstifte (rot, grün, blau, gelb, orange), Zahlenwürfel (1-3), Farbwürfel

Anleitung Spiel 1: Schneidet zuerst alle Federn aus und legt sie vor euch auf den Tisch. Nun würfelt ihr abwechselnd und nehmt euch entsprechend viele Federn. Dabei sagt ihr: „Ich habe … tolle Federn." Dann dürft ihr die Federn anmalen.

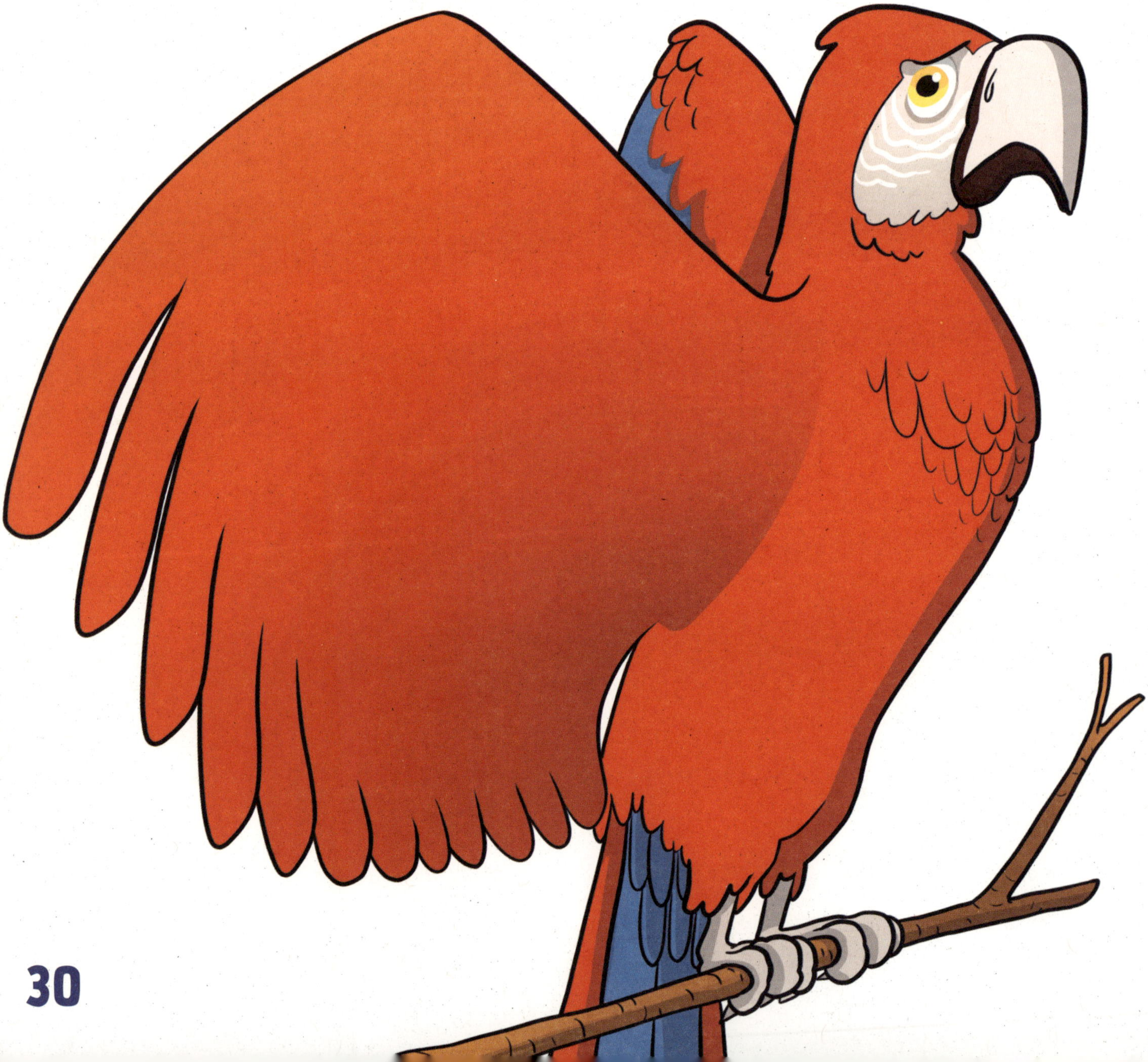

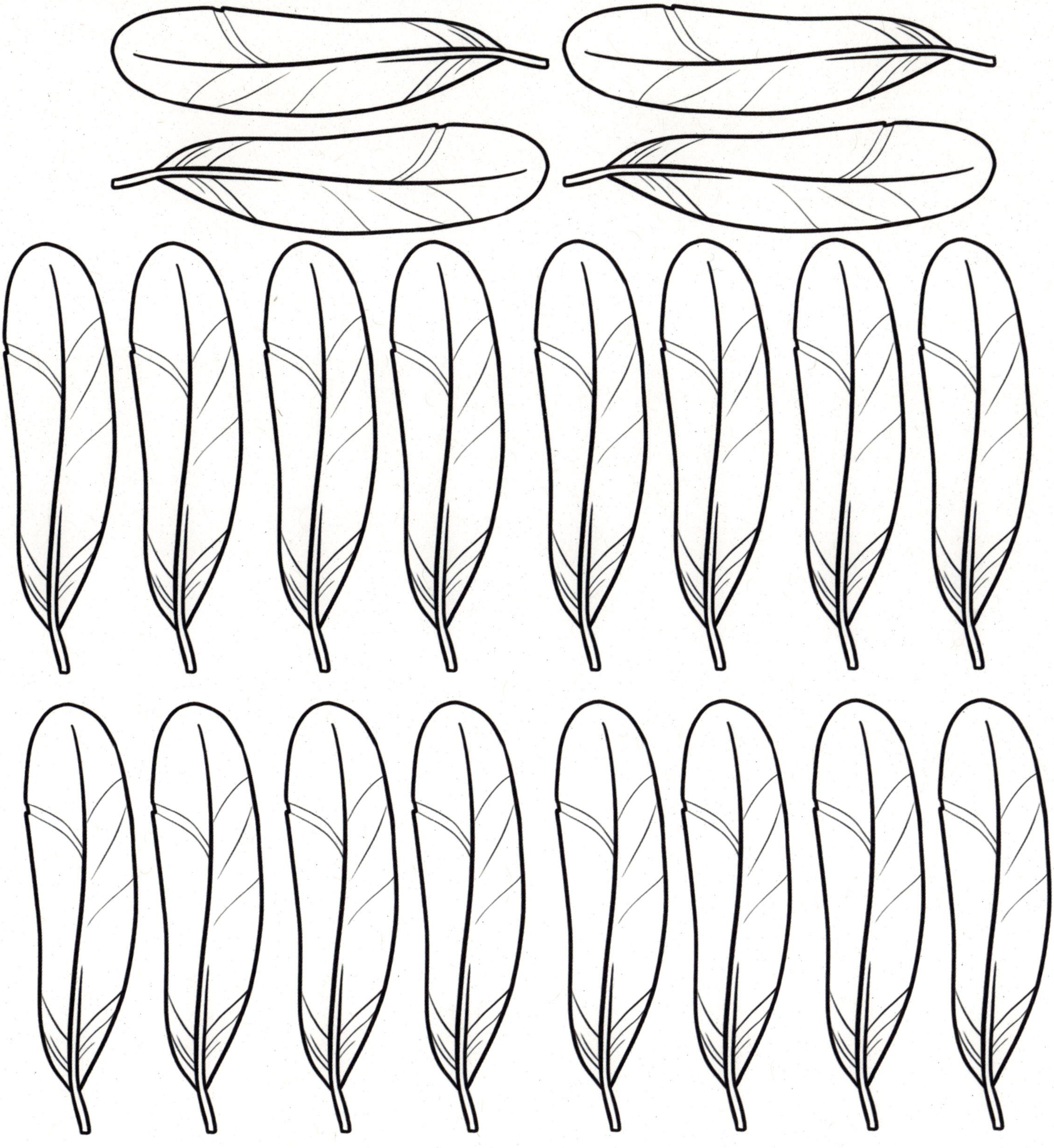

Material Spiel 2: Farbwürfel, Klebestift

Anleitung Spiel 2: Ihr würfelt mit dem Farbwürfel. Dann sucht ihr eine farblich passende Feder aus und klebt sie auf den Papagei. Immer wenn ihr an der Reihe seid, sagt ihr: „Das Gefieder von Papagei Paul wird schön bunt."

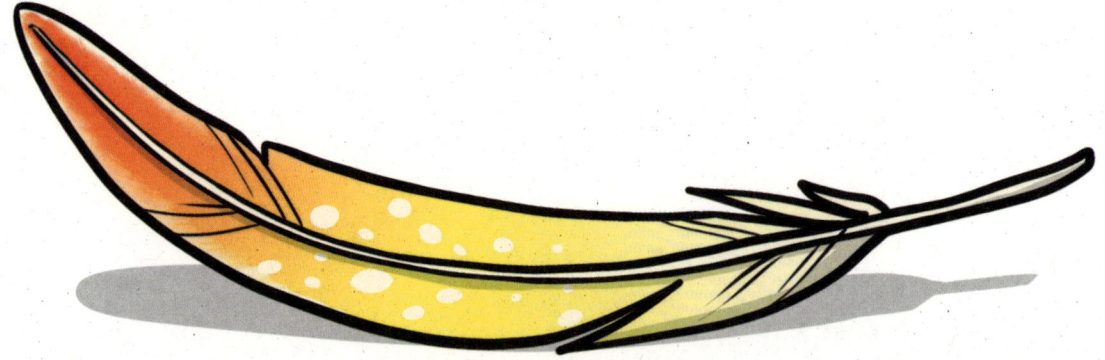

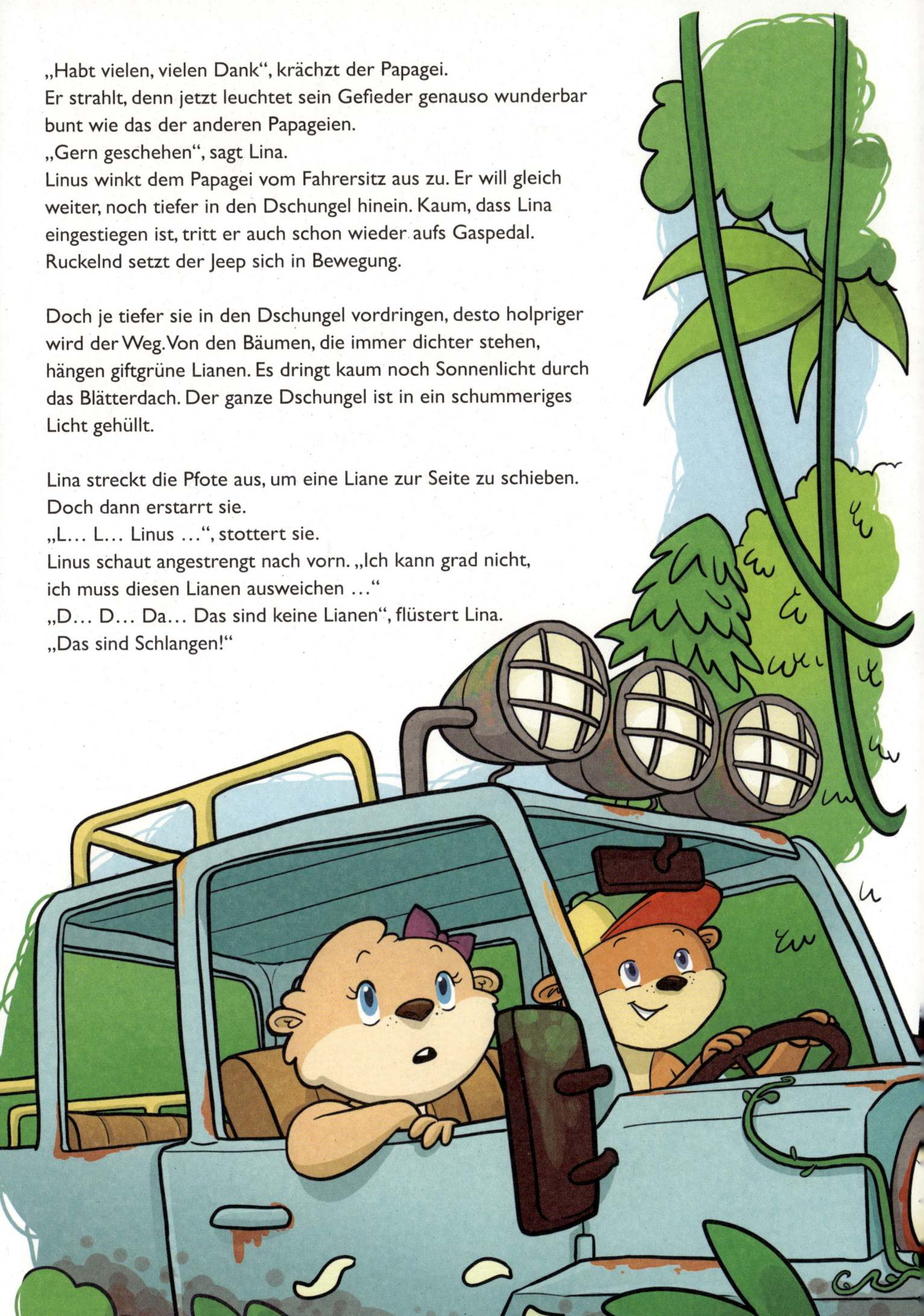

„Habt vielen, vielen Dank", krächzt der Papagei.
Er strahlt, denn jetzt leuchtet sein Gefieder genauso wunderbar
bunt wie das der anderen Papageien.
„Gern geschehen", sagt Lina.
Linus winkt dem Papagei vom Fahrersitz aus zu. Er will gleich
weiter, noch tiefer in den Dschungel hinein. Kaum, dass Lina
eingestiegen ist, tritt er auch schon wieder aufs Gaspedal.
Ruckelnd setzt der Jeep sich in Bewegung.

Doch je tiefer sie in den Dschungel vordringen, desto holpriger
wird der Weg. Von den Bäumen, die immer dichter stehen,
hängen giftgrüne Lianen. Es dringt kaum noch Sonnenlicht durch
das Blätterdach. Der ganze Dschungel ist in ein schummeriges
Licht gehüllt.

Lina streckt die Pfote aus, um eine Liane zur Seite zu schieben.
Doch dann erstarrt sie.
„L… L… Linus …", stottert sie.
Linus schaut angestrengt nach vorn. „Ich kann grad nicht,
ich muss diesen Lianen ausweichen …"
„D… D… Da… Das sind keine Lianen", flüstert Lina.
„Das sind Schlangen!"

12. Schlangen-Alarm!

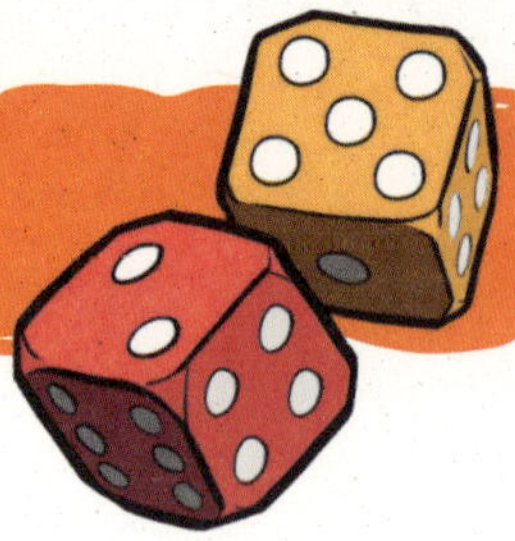

Tatsächlich: Von den Ästen hängen neugierige Schlangen herunter und bestaunen die beiden Abenteurer. Zusammen mit einem Mitspieler kannst du Linus und Lina schnell aus diesem Teil des Dschungels führen.

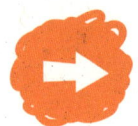

Material: Würfel, 24 Muggelsteine

Anleitung: Zuerst legt ihr auf jeden Ast 2 Muggelsteine. Dann dürft ihr reihum würfeln. Schaut nach, wie viele Schlangen vom Ast baumeln, und nehmt euch einen Muggelstein. Wenn kein Muggelstein mehr auf dem Ast liegt, macht ihr die Übung trotzdem. Dabei sagt ihr jedes Mal den Zielsatz: „1, 2, 3 Schlangen baumeln vom Ast." Wer hat die meisten Muggelsteine gesammelt?

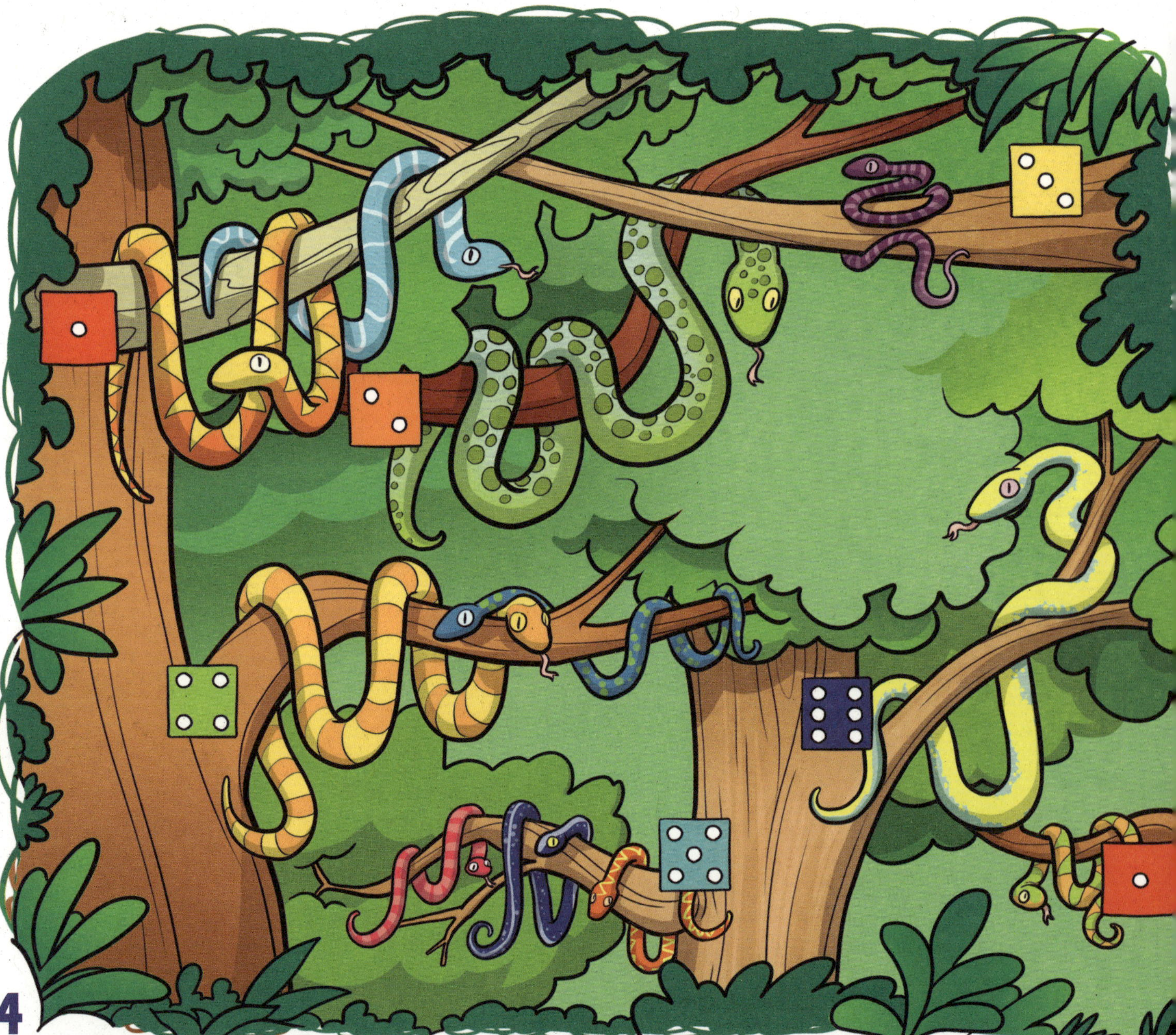

Auch nachdem sie die letzte Schlange hinter sich gelassen
haben, ist Lina noch immer ganz blass um die Nasenspitze.
Besorgt beobachtet Linus seine Schwester. Lina mag fast alle
Tiere, nur vor Schlangen hat sie fürchterliche Angst.
Als sie kurz darauf eine Lichtung erreichen, stoppt Linus den
Wagen. Er springt vom Fahrersitz, läuft um den Jeep und hält
Lina die Tür auf.
„Lass uns mal eine Pause machen", sagt er.
Ein bisschen zittrig klettert Lina aus dem Jeep. Linus führt sie
zu einem Baumstumpf, den er gründlich untersucht. Keine Spur
von Schlangen. Lina lässt sich auf den Stumpf sinken. Doch kurz
darauf springt sie auch schon wieder auf.

„Alles gut?", fragt Linus erschrocken.
„Hast du noch eine Schlange gesehen?"
Lina schüttelt den Kopf und deutet
aufgeregt in die Mitte der Lichtung.
Im Zwielicht tanzt ein Schmetterling,
mit handgroßen, türkisblauen Flügeln.
„Wunderschön", flüstert Lina. „So einen
hab ich noch nie gesehen."
„Da ist noch einer", sagt Linus.
„Und da … Und da …"

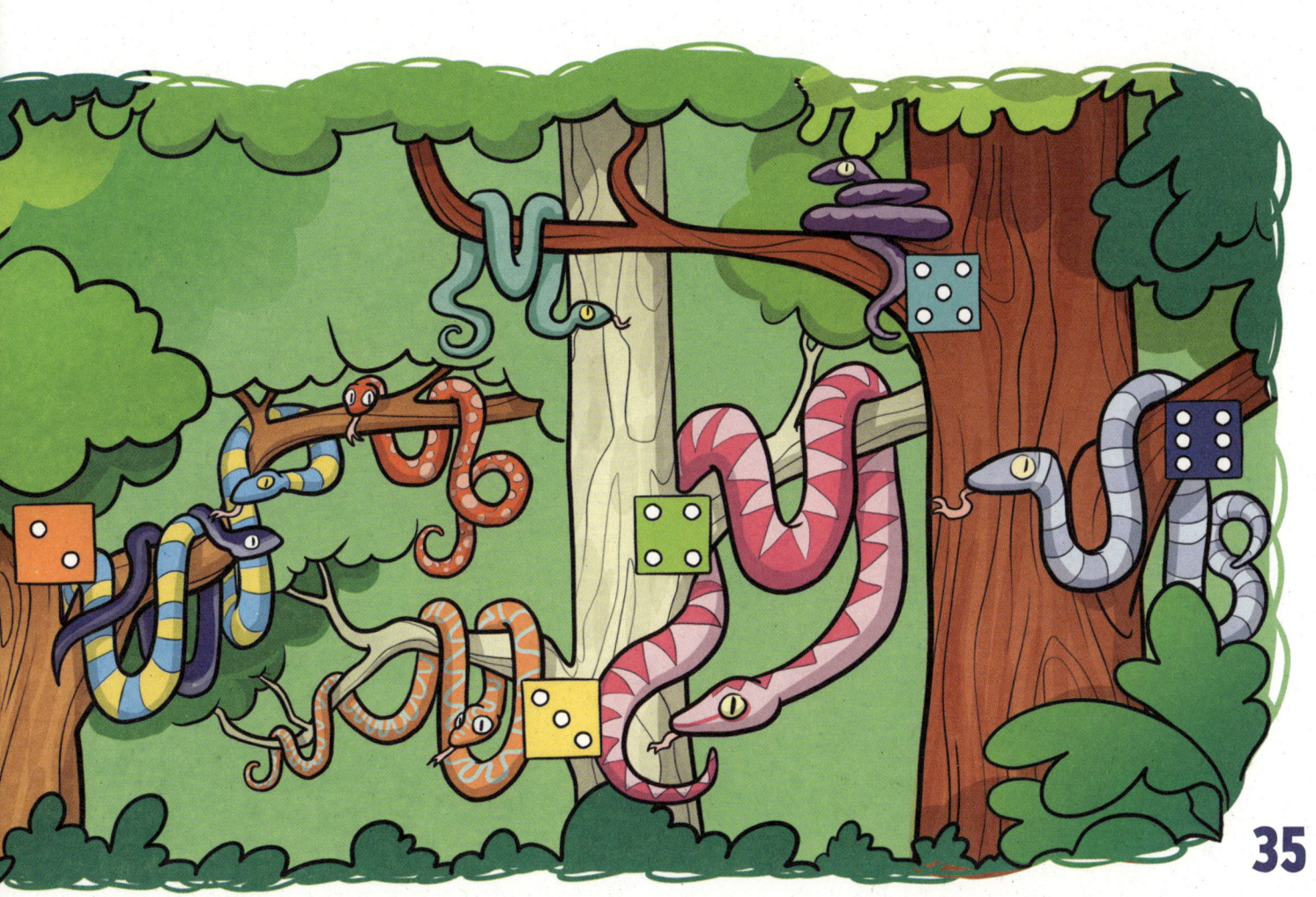

13. Schmetterlinge fangen

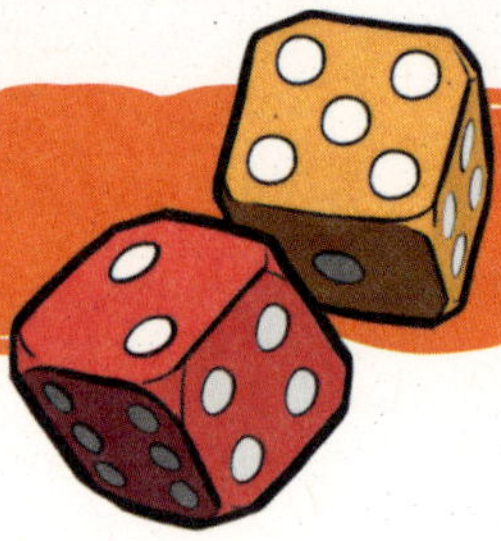

Linus und Lina wollen die schönen bunten Schmetterlinge aus der Nähe betrachten. Du kannst ihnen mit einem Mitspieler dabei helfen, sie einzufangen.

Material: für jeden Mitspieler einen Stift, Würfel

Anleitung: Sucht euch aus, wer Linus und wer Lina ist. Nun würfelt ihr abwechselnd und zieht von dem entsprechenden Schmetterling einen Strich zu eurem Netz. Wenn ihr an der Reihe seid, vergesst nicht zu sagen: **„Ich fange einen hübschen Schmetterling."** Wer hat die meisten Schmetterlinge gefangen?

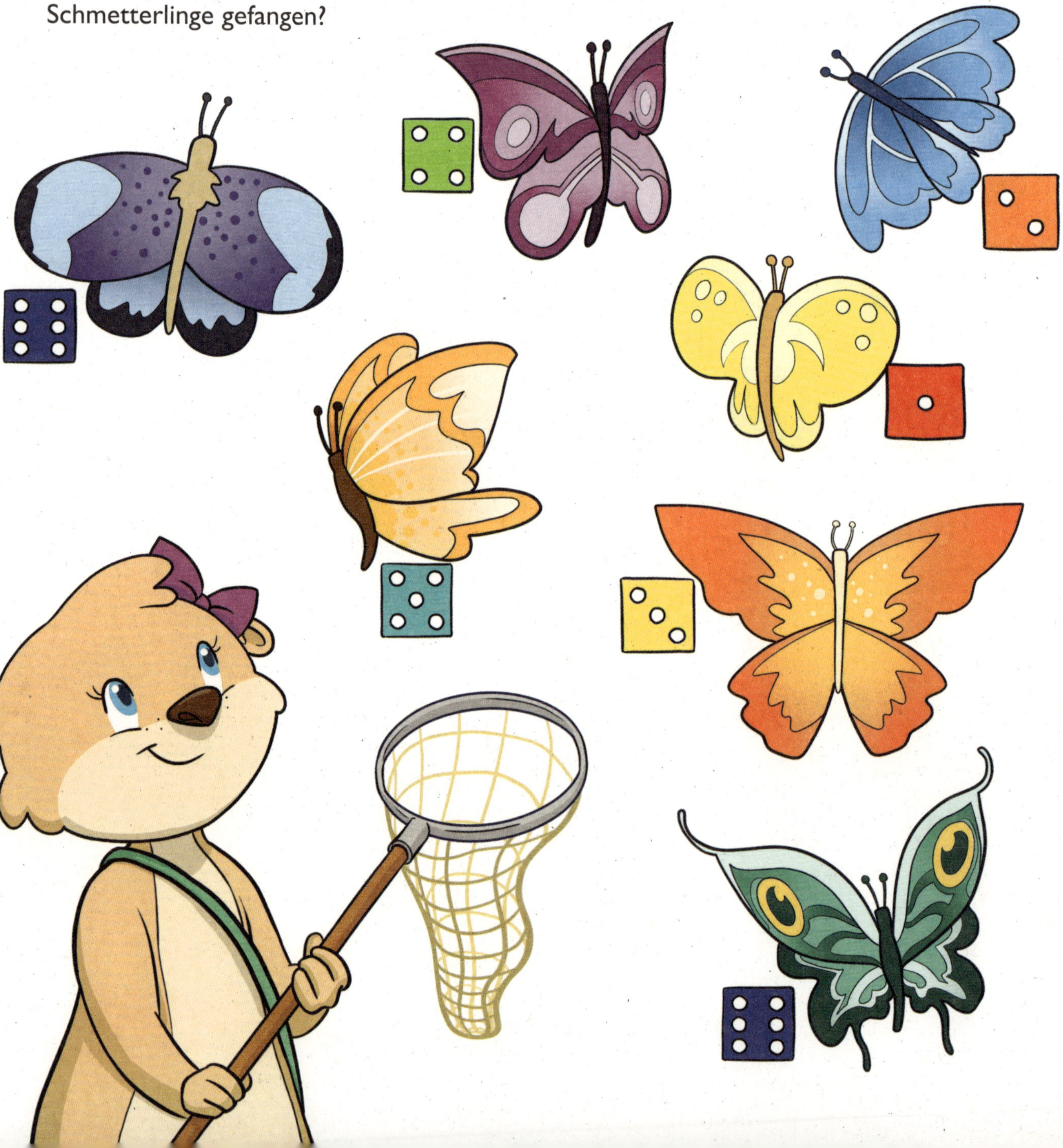

Natürlich lassen Linus und Lina die Schmetterlinge
wieder frei, nachdem sie sie bewundert haben.
Inzwischen ist es ganz schön spät geworden.
Das schummerige Licht wird immer schwächer.
Bevor es ganz dunkel ist, bauen Linus und Lina
eilig ihr Zelt auf.

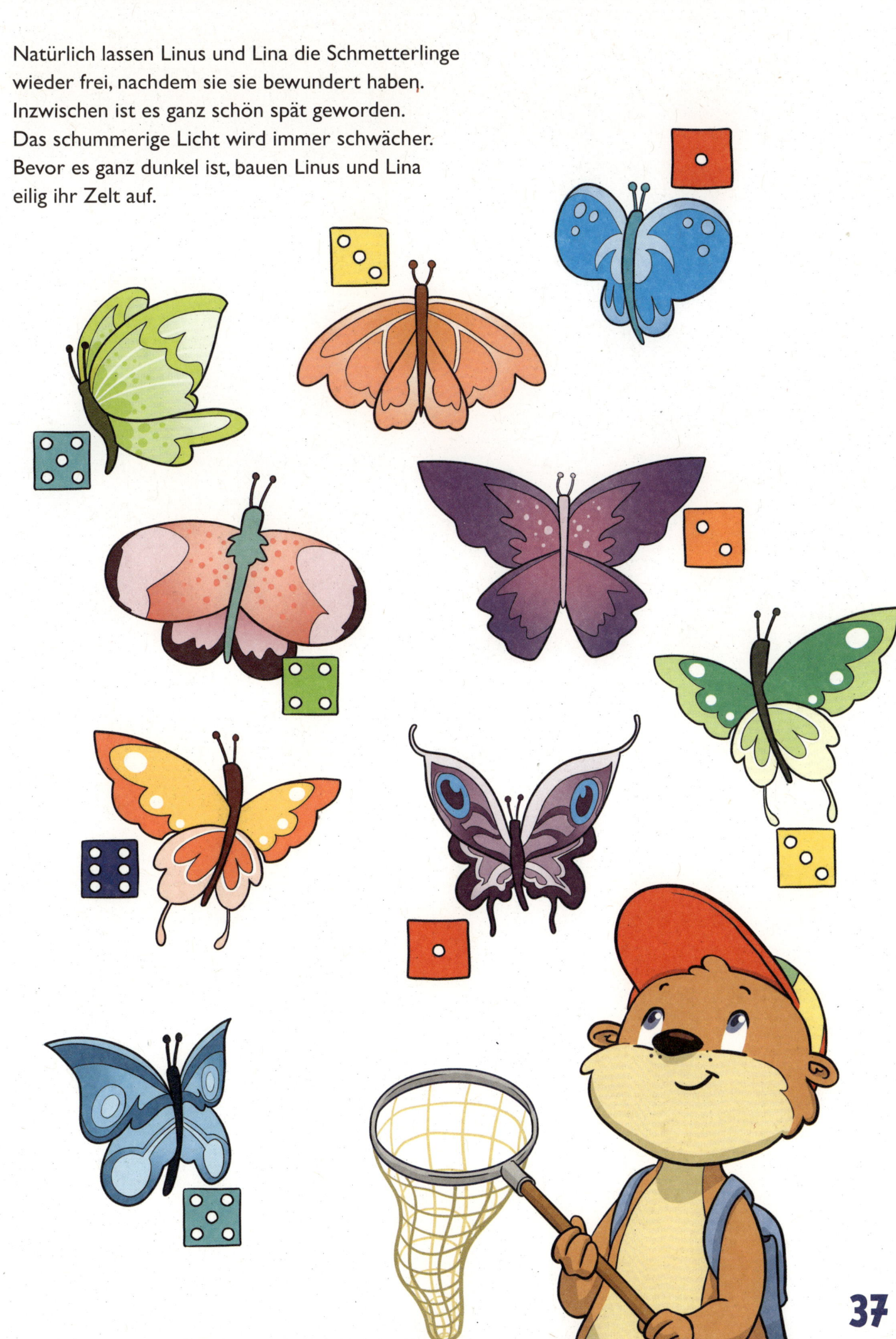

14. Nachts im Dschungel

Zum Glück haben die beiden auch jede Menge Laternen eingepackt.
Such dir am besten einen Mitspieler, um die Laternen schnell anzuzünden.

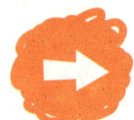 **Material:** Schere, Würfel

Anleitung: Schneidet alle Laternen-Karten aus und gebt jedem
Mitspieler die gleiche Anzahl an Karten. Nun wird reihum gewürfelt.
Wenn ihr an der Reihe seid, legt ihr ein Karte mit der gewürfelten
Zahl auf das Zelt und sagt: „**Ich mache meine Laterne an.**"
Wer zuerst keine Laternen mehr hat, ist der Sieger.

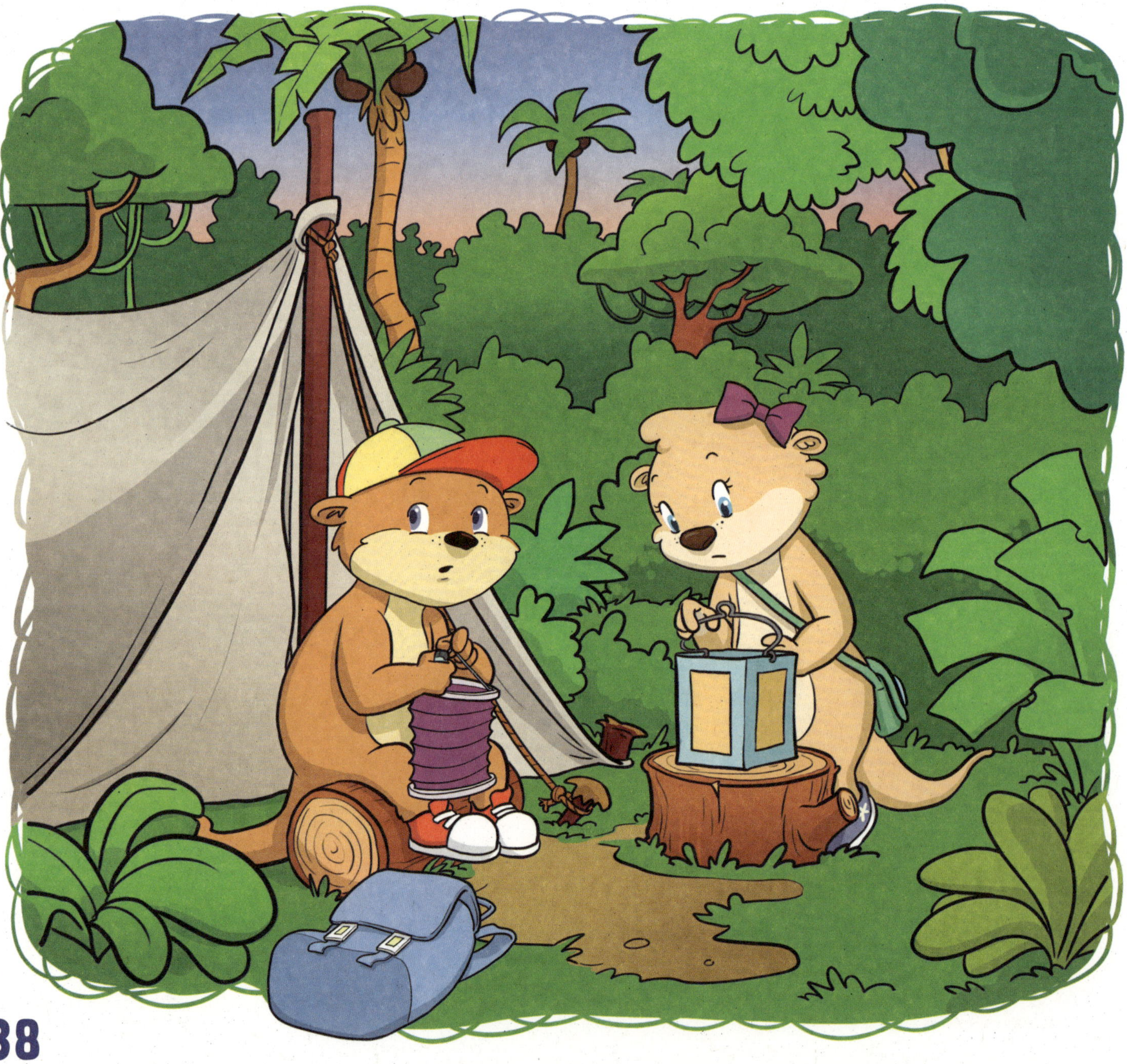

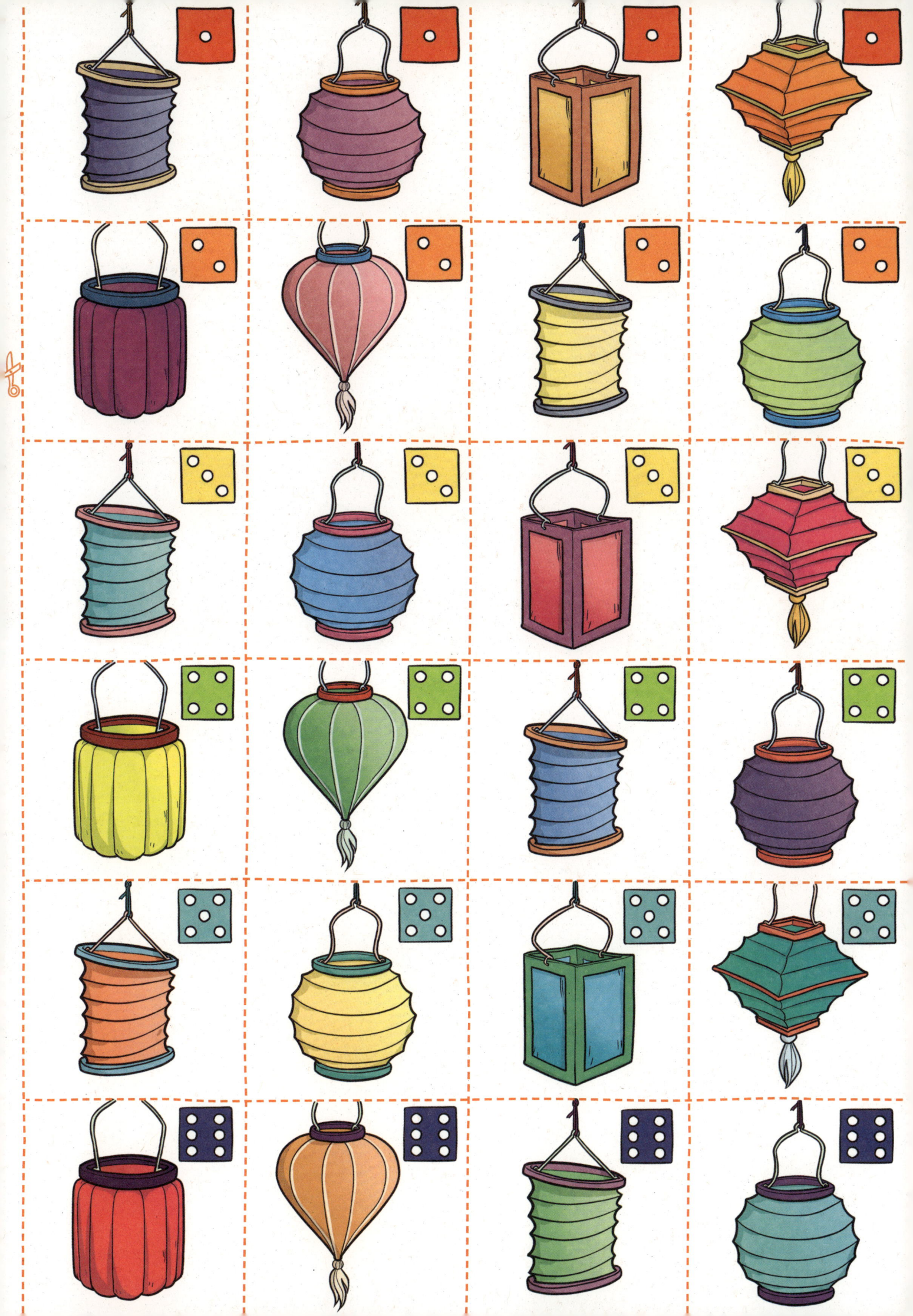

Im Laternenlicht schmieden Linus und Lina noch eifrig Pläne. Denn eins
ist klar: So schnell strudeln sie nicht wieder nach Hause. Dafür gibt es
im Dschungel viel zu viel zu erleben! Nach einer Weile werden ihnen
die Augen aber doch schwer. Das Rauschen der Blätter und das leise
Zirpen der Insekten wiegt sie sanft in den Schlaf.

Am nächsten Morgen werden Linus und Lina vom fröhlichen Geplapper
der Papageien geweckt. Zum Frühstück gibt es ein paar Kekse und Kakao.
Danach packen die beiden schnell ihre Sachen zusammen. Sie können
es gar nicht erwarten, den Dschungel weiter zu erkunden.

Linus hat den Jeep inzwischen gut im Griff und lenkt ihn abenteuerlustig
über die holprige Piste. Lina betrachtet die farbenfrohen Blüten am
Wegrand und hält zwischen den dichten Farnen nach Tieren Ausschau.
Bis Linus plötzlich eine Vollbremsung macht!
Erschrocken schaut Lina nach vorn. Mitten auf dem Weg steht ein Tiger!
Aus dunklen Augen starrt er sie durchdringend an. Er ist groß und kräftig
und ganz schön furchteinflößend – obwohl Lina sich ziemlich sicher ist,
dass Tiger eigentlich nicht auf zwei Beinen laufen und auch keine
Fliegen tragen …

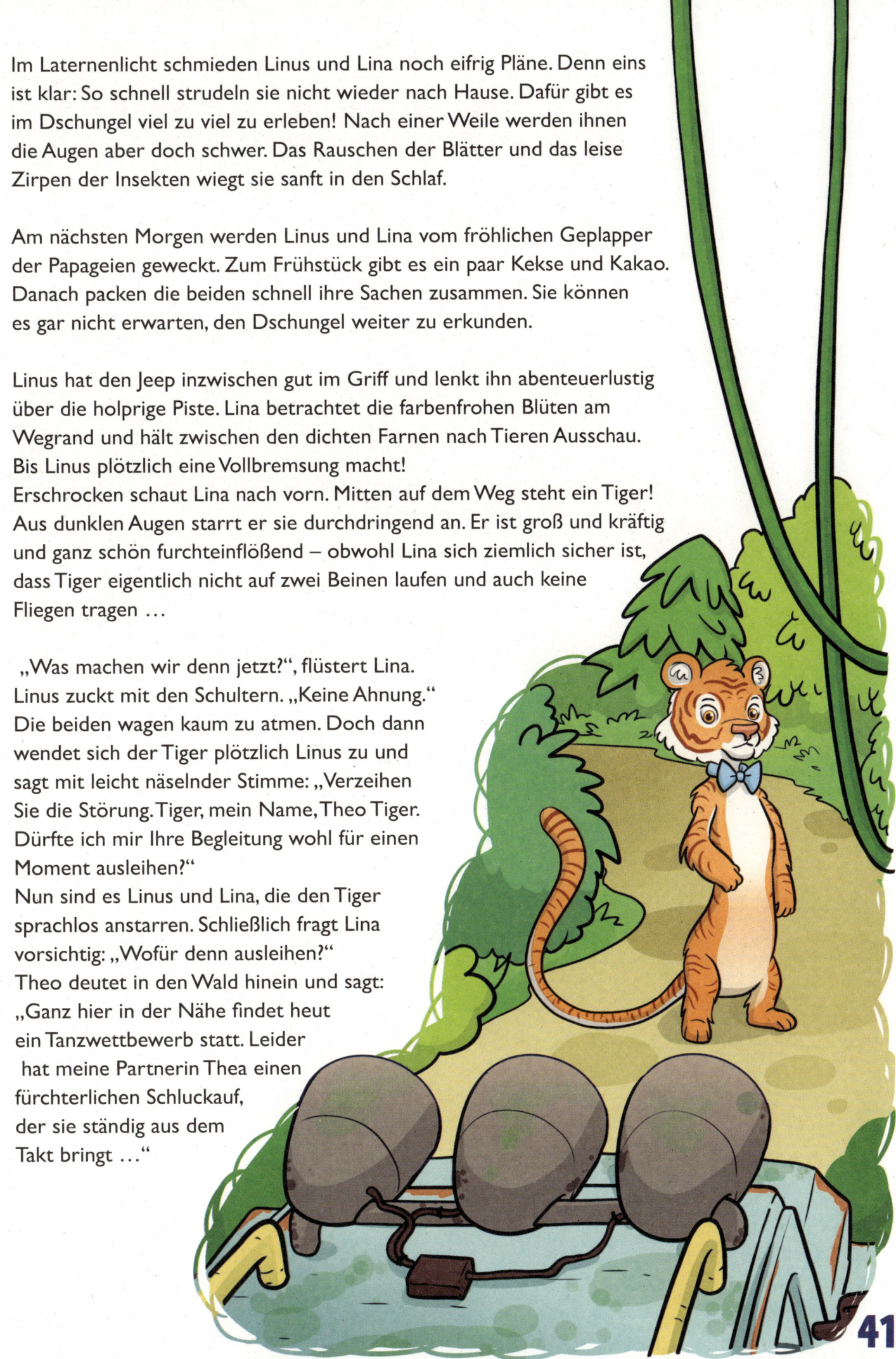

„Was machen wir denn jetzt?", flüstert Lina.
Linus zuckt mit den Schultern. „Keine Ahnung."
Die beiden wagen kaum zu atmen. Doch dann
wendet sich der Tiger plötzlich Linus zu und
sagt mit leicht näselnder Stimme: „Verzeihen
Sie die Störung. Tiger, mein Name, Theo Tiger.
Dürfte ich mir Ihre Begleitung wohl für einen
Moment ausleihen?"
Nun sind es Linus und Lina, die den Tiger
sprachlos anstarren. Schließlich fragt Lina
vorsichtig: „Wofür denn ausleihen?"
Theo deutet in den Wald hinein und sagt:
„Ganz hier in der Nähe findet heut
ein Tanzwettbewerb statt. Leider
hat meine Partnerin Thea einen
fürchterlichen Schluckauf,
der sie ständig aus dem
Takt bringt …"

15. Theo Tiger

Nachdem Lina sich von ihrem Schreck erholt hat, hilft sie Theo natürlich gerne.

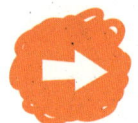

Material: 2 Spielfiguren, Würfel

Anleitung: Zum Tanzen braucht man natürlich einen Partner. Einer von euch ist Theo Tiger, der andere ist Lina. Stellt jeweils eine Spielfigur auf Theo und eine auf Lina. Nun wird gewürfelt. Jedes Mal wenn ihr dran seid, sagt ihr den Satz: „Theo Tiger und Lina tanzen Tango im Tanzsaal." Wer als erstes im Tanzsaal angekommen ist, hat gewonnen.

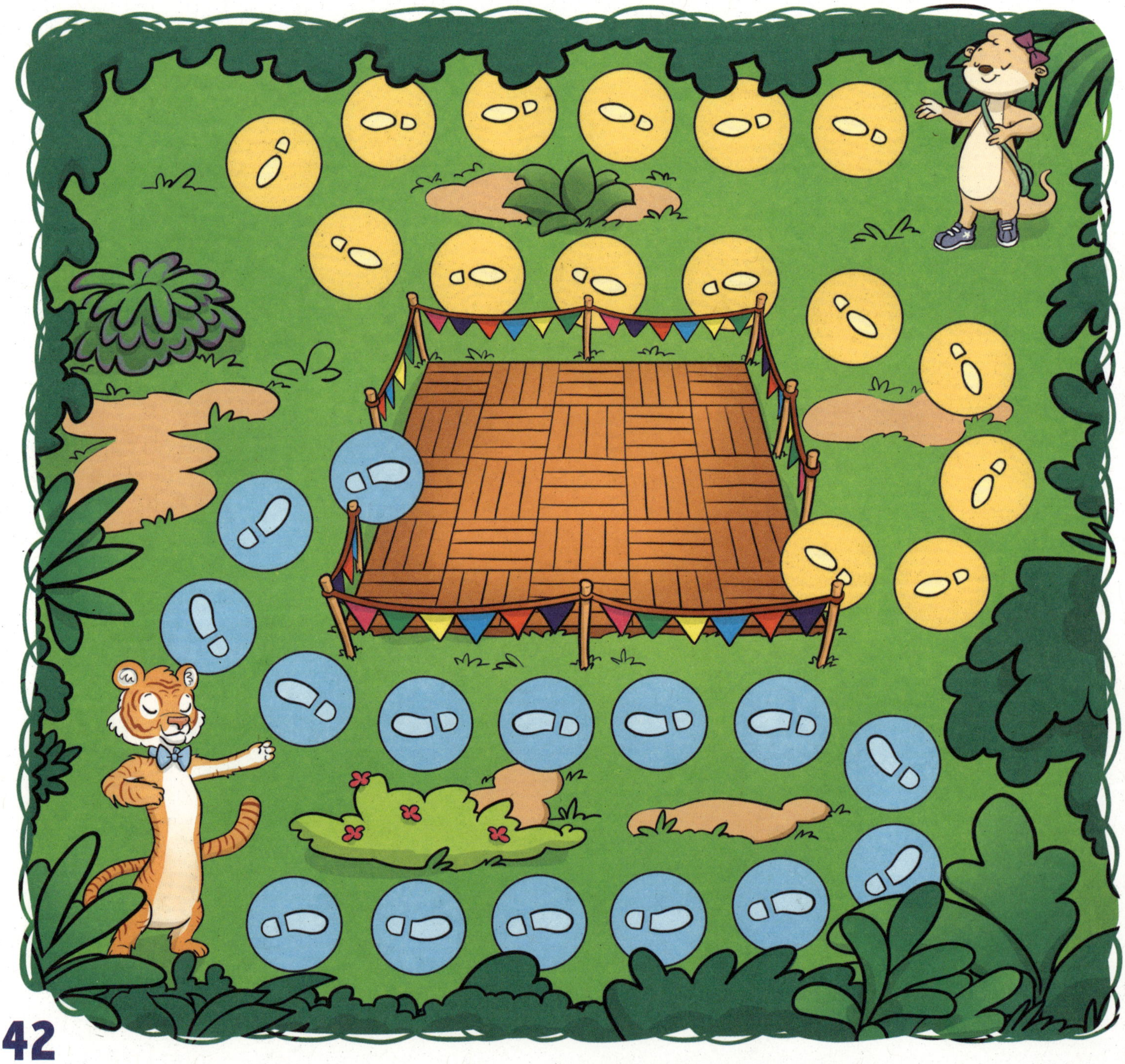

Zwar haben Lina und Theo beim Tanzwettbewerb nur den dritten Platz belegt, trotzdem bedankt sich Theo überschwänglich: „Es war mir ein Vergnügen, Fräulein Lina. Herzlichsten Dank für Ihre Hilfe!"
Lina lächelt verlegen.
„Gern geschehen", sagt sie. „Jetzt brauch ich aber eine Abkühlung!"
„Vorher brauch ich aber was zu essen", sagt Linus.
Sie teilen sich mit Theo Tiger ein paar belegte Brote. Dann steigen Linus und Lina in den Jeep und folgen dem Weg zurück an den Strand.

Linus stellt den Jeep am Rand der kleinen Schotterpiste ab und hopst hinaus. Mit wenigen Sätzen ist er am Wasser und stürzt sich in die Wellen. Es dauert einen Moment, bis er merkt, dass Lina ihm nicht gefolgt ist. Er schaut zum Strand und winkt ihr zu.
„Komm rein", ruft er. „Es ist herrlich!"
Doch Lina steht stocksteif am Ufer und deutet … nicht auf Linus, sondern auf irgendetwas neben ihm. In diesem Moment spürt Linus auch schon, wie sich etwas um seinen Bauch legt. Mit angehaltenem Atem dreht er sich langsam um – und blickt in zwei Augen, die ihn freundlich anschauen.

„Hallo, ich bin Tina Tintenfisch. Und wer bist du?"
„Ähm, hallo. Ich bin Linus", sagt Linus. „Meine Schwester Lina und ich haben den Dschungel erkundet. Jetzt brauchen wir eine Abkühlung."
„Oh, wie schön", sagt Tina. „Wenn ihr wollt, zeige ich euch die Unterwasserwelt!"
„Das klingt toll!", antwortet Linus. „Ich muss nur noch meine Schwester davon überzeugen."
Mit ein paar kräftigen Schwimmzügen ist er wieder am Strand. Dort steht Lina noch immer wie vom Donner gerührt.
„Du musst keine Angst haben", sagt Linus.
„Das ist keine Schlange! Das ist Tina Tintenfisch und sie will uns die Unterwasserwelt zeigen."
Lina schaut unsicher aufs Wasser. „Ich weiß nicht."
„Komm schon", sagt Linus. „Es waren weit und breit keine Schlangen zu sehen. Dafür gibt es unter Wasser bestimmt ganz viele Muscheln …"
Da wird Lina hellhörig. Sie sammelt alle möglichen Dinge und Muscheln liebt sie ganz besonders.
Einen Moment zögert sie noch, doch dann sagt sie: „Na schön, gehen wir tauchen!"

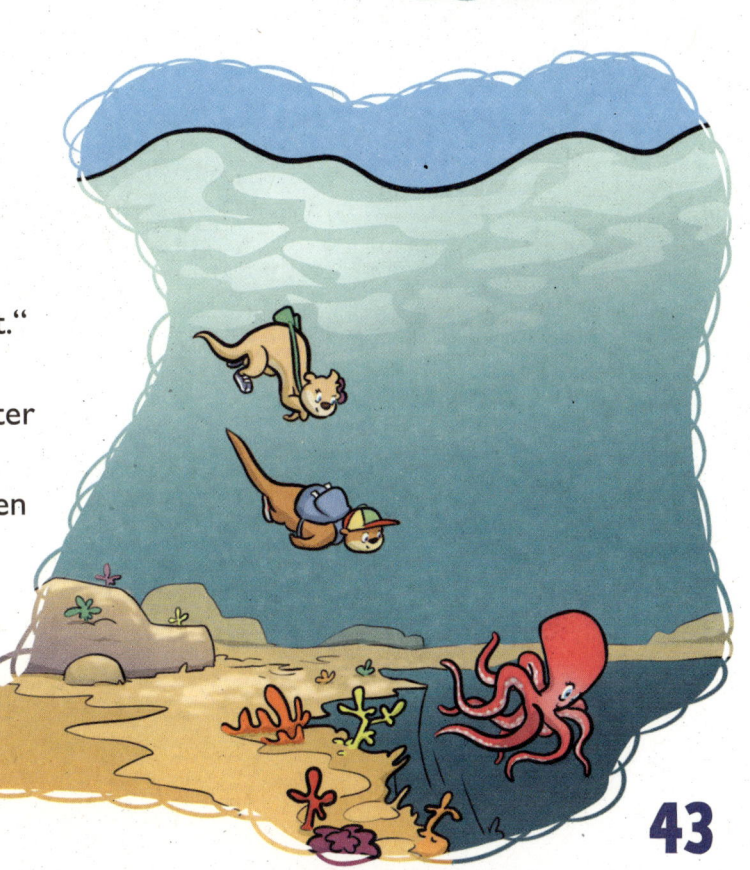

16. Tina Tintenfisch

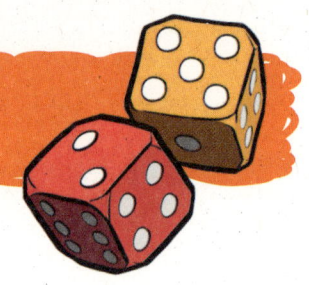

Entdeckt gemeinsam mit Linus, Lina und Tintenfisch Tina
die spannende Unterwasserwelt.

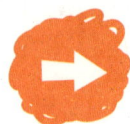 **Material:** evtl. Stifte oder Muggelsteine

Anleitung: Schau dir das Bild genau an. Wenn du etwas gefunden hast,
darfst du es einkreisen oder du legst einfach kleine Muggelsteine darauf
– vorher musst du aber natürlich den Zielsatz sagen: „Linus und Lina
tauchen mit Tintenfisch Tina in der Tiefsee und sehen …"

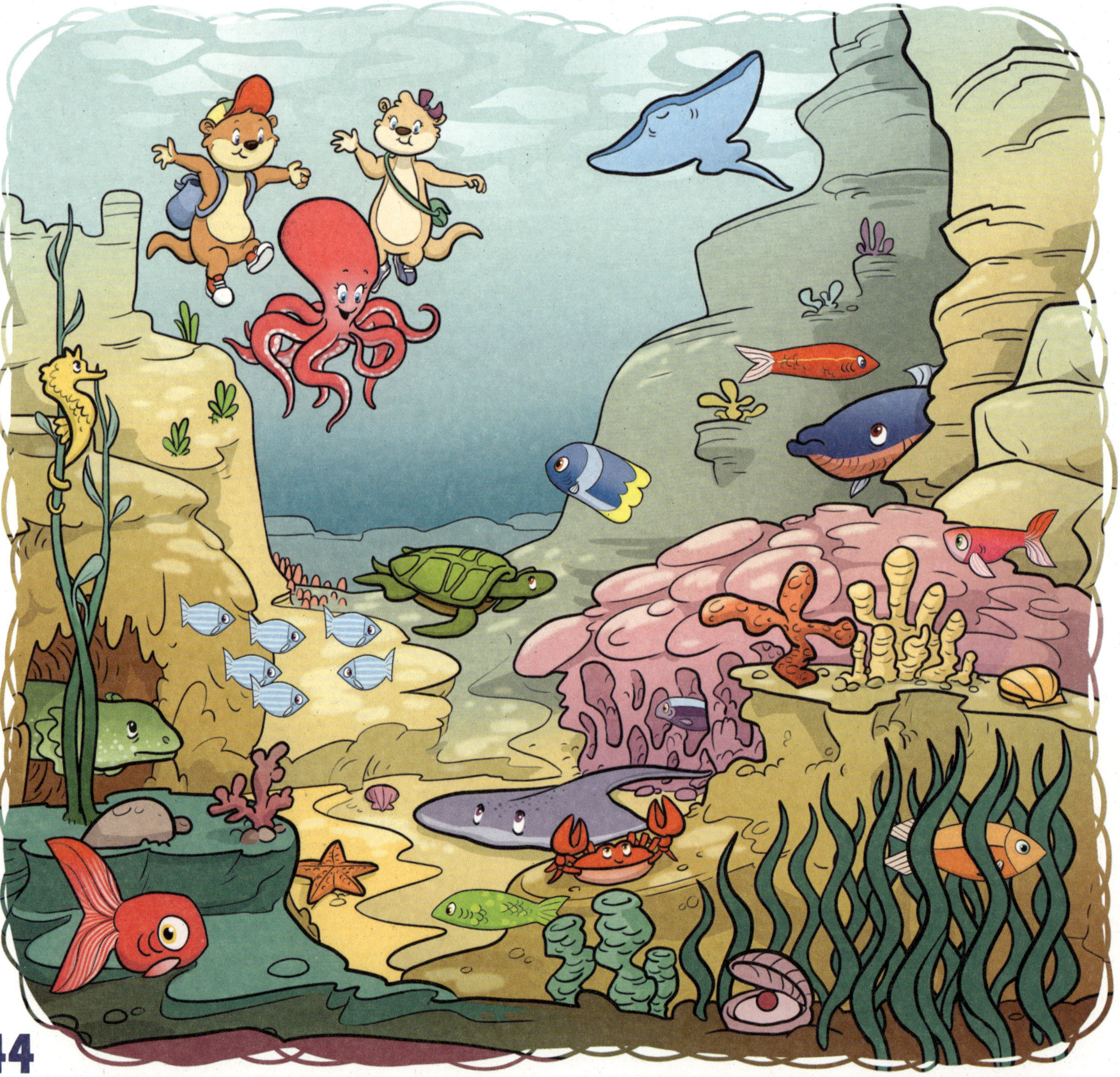

Als Linus und Lina eine ganze Weile später aus dem Wasser stapfen, sind sie zwar erschöpft, aber begeistert von der Unterwasserwelt. Sie lassen sich in den warmen Sand fallen, um zu verschnaufen. Doch kurze Zeit später setzt Lina sich wieder auf und lauscht in Richtung des Dschungels.

„Hast du das gehört?", fragt sie.

Linus lauscht ebenfalls aber dann schüttelt er den Kopf. „Ich hör nix."

„Doch, doch", sagt Lina. „Ich bin mir ganz sicher: Da weint jemand."

Ehe Linus sich versieht, ist Lina auf den Beinen. Er seufzt. Eigentlich wollte er sich noch ein bisschen ausruhen, aber natürlich lässt er seine Schwester nicht allein durch den Dschungel wandern.

Linus folgt Lina ins grüne Dickicht hinein und nun hört er es auch: ein herzzerreißendes Schluchzen. Es klingt eine bisschen wie eine Tröte oder eine Trompete …

Zwischen den Bäumen entdecken Linus und Lina schließlich einen riesigen grauen Berg, umringt von Hutschachteln. Als sie näher kommen, erkennen sie, dass der Berg ein Elefant ist. Er hockt auf einem umgestürzten Baum und wird immer wieder von Schluchzern geschüttelt.

Vorsichtig nähert sich Lina dem Elefanten und fragt: „Ist alles in Ordnung?" Der Elefant dreht sich langsam um und schaut Lina verzweifelt an.

„Nein!", trötet er. „Nichts ist in Ordnung."

„Was hast du denn?", fragt Lina.

„Heute Abend tritt Gürteltier Greta im Dschungeltheater auf", verkündet der Elefant. „Und ich weiß einfach nicht, welchen Hut ich dafür tragen soll!"

Linus schnaubt. Lina schaut ihn streng an, dann wendet sie sich wieder dem Elefanten zu.

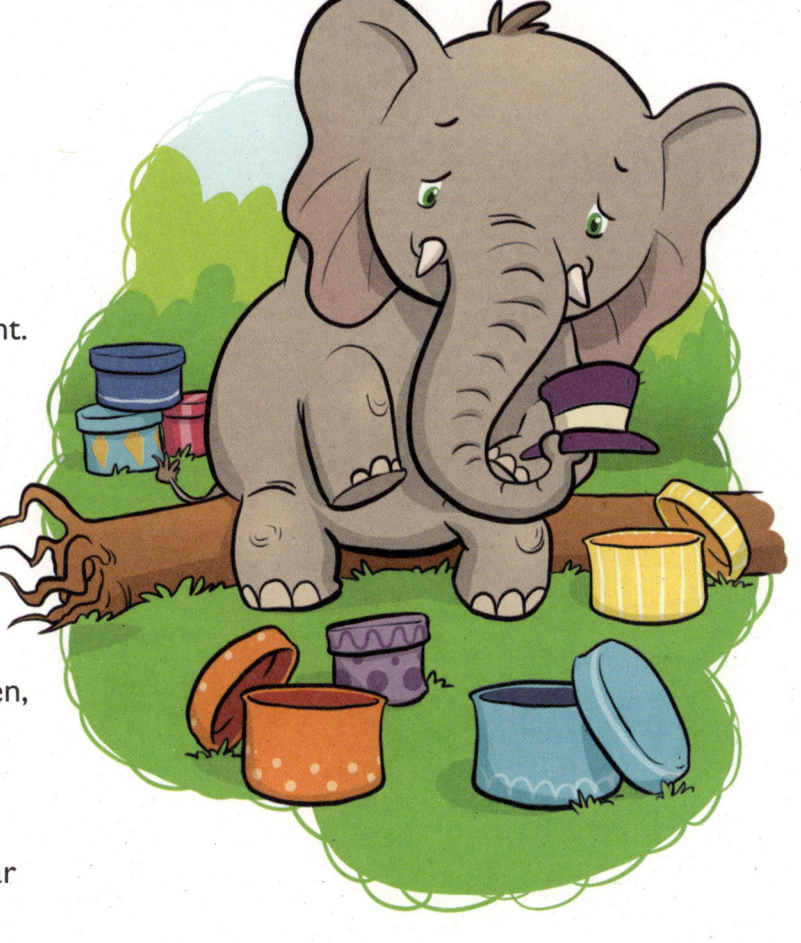

„Mein Name ist Lina, das ist mein Bruder Linus", sagt sie. „Wir können dir dabei helfen, einen Hut auszusuchen!"

„Wirklich? Das würdet ihr machen?" Der Elefant schnaubt sich geräuschvoll die Nase, dann schaut er Lina und Linus dankbar an. „Das wäre wunderbar. Ich bin übrigens Engelbert."

17. Elefant Engelbert

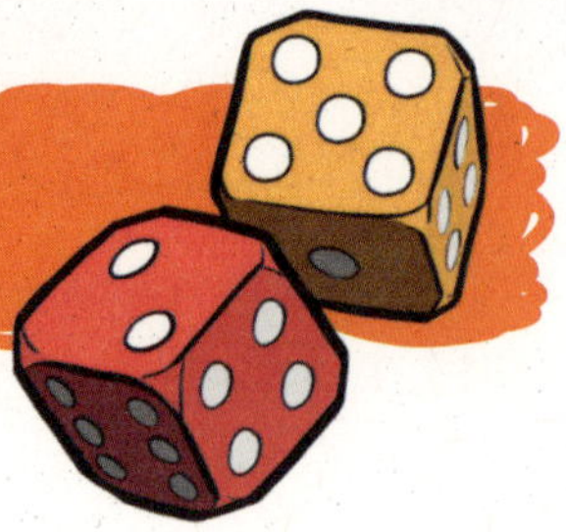

Material: Buntstifte in verschiedenen Farben

Anleitung: Nimm dir ein paar Buntstifte und male die Hüte von Elefant Engelbert an. Für jeden Hut sagst du dabei: „Elefant Engelbert bekommt einen Hut und der ist …"

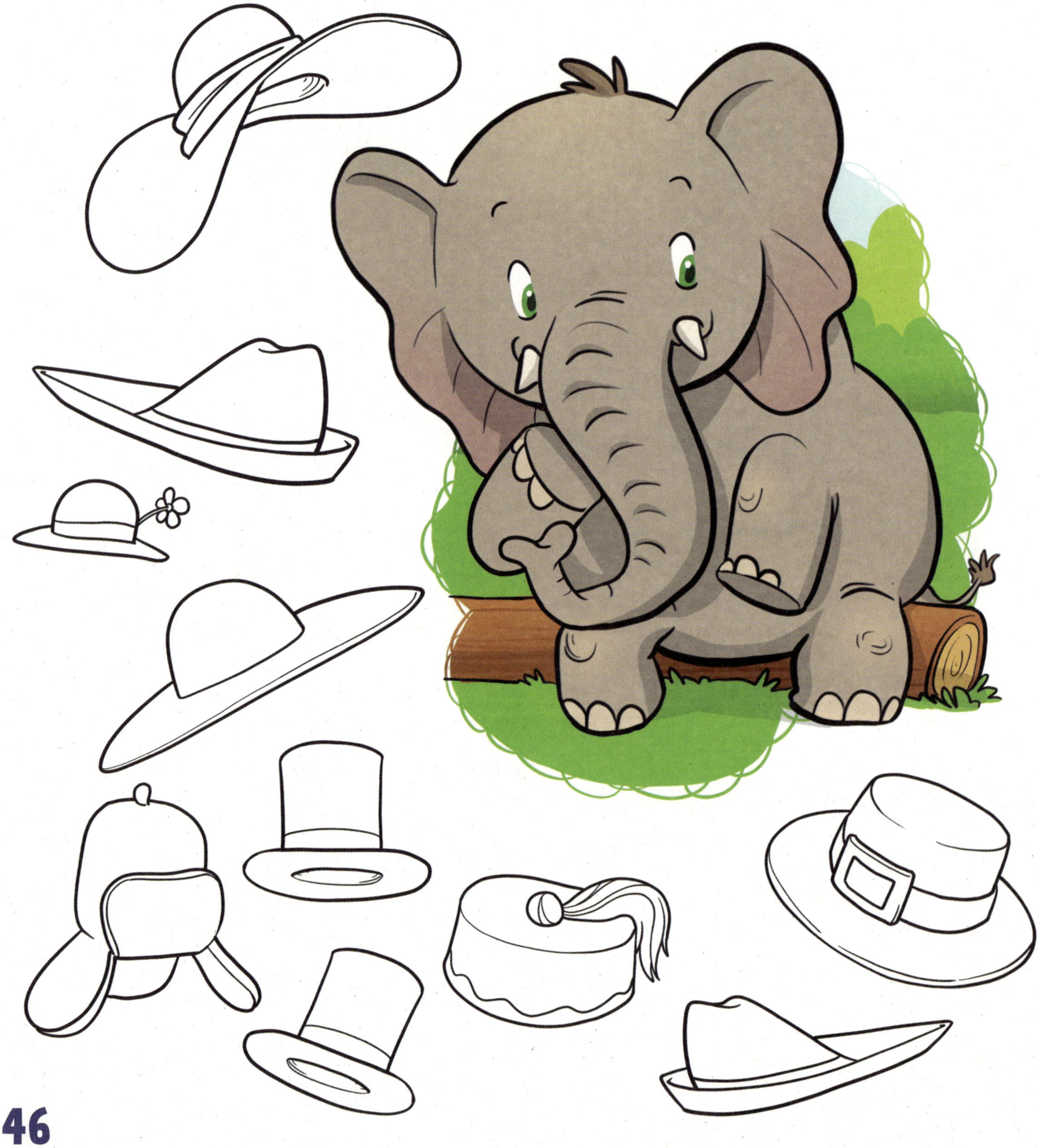

Die Sonne geht schon langsam über dem Meer unter. Doch schließlich
hat sich Engelbert für einen Hut entschieden! Zufrieden betrachtet er
sein Spiegelbild in einer kleinen Wasserstelle. Dann wendet er sich
wieder Linus und Lina zu und sagt: „Wenn ihr heut Abend noch nichts
vorhabt, kommt doch einfach mit ins Theater."
Linus und Lina schauen sich an. Warum nicht?

Als sie mit Engelbert aus dem Schatten der Bäume hervortreten,
stolpern sie aber erst einmal fast über einen grün-braun
gescheckten Panzer.
„Passt doch auf, wo ihr hintretet", grummelt die Schildkröte.
„Fehlte mir gerade noch, von einem dicken Elefanten zerquetscht
zu werden."
„Hey, ich bin nicht dick", brummt Engelbert.
„Entschuldigung", sagt Lina schnell. „Das war keine Absicht."
„Das wäre ja auch noch schöner!", antwortet die Schildkröte.
„Warum bist du denn so schlecht gelaunt?", fragt Linus
„Wenn du seit Tagen nichts als fade Farne gegessen hättest,
wärst du auch mies gelaunt."
Linus schaut die Schildkröte überrascht an. Wie auf Befehl
ertönt in diesem Moment aus seinem Magen ein lautes Knurren.
„Da hast du wohl Recht!", sagt Linus. „Zeit fürs Abendessen –
wir geben dir gern was ab!"

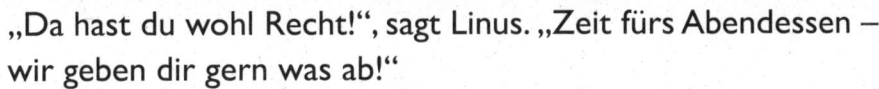

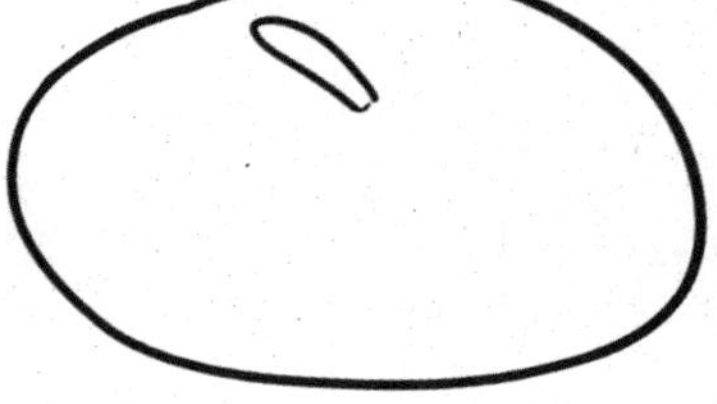

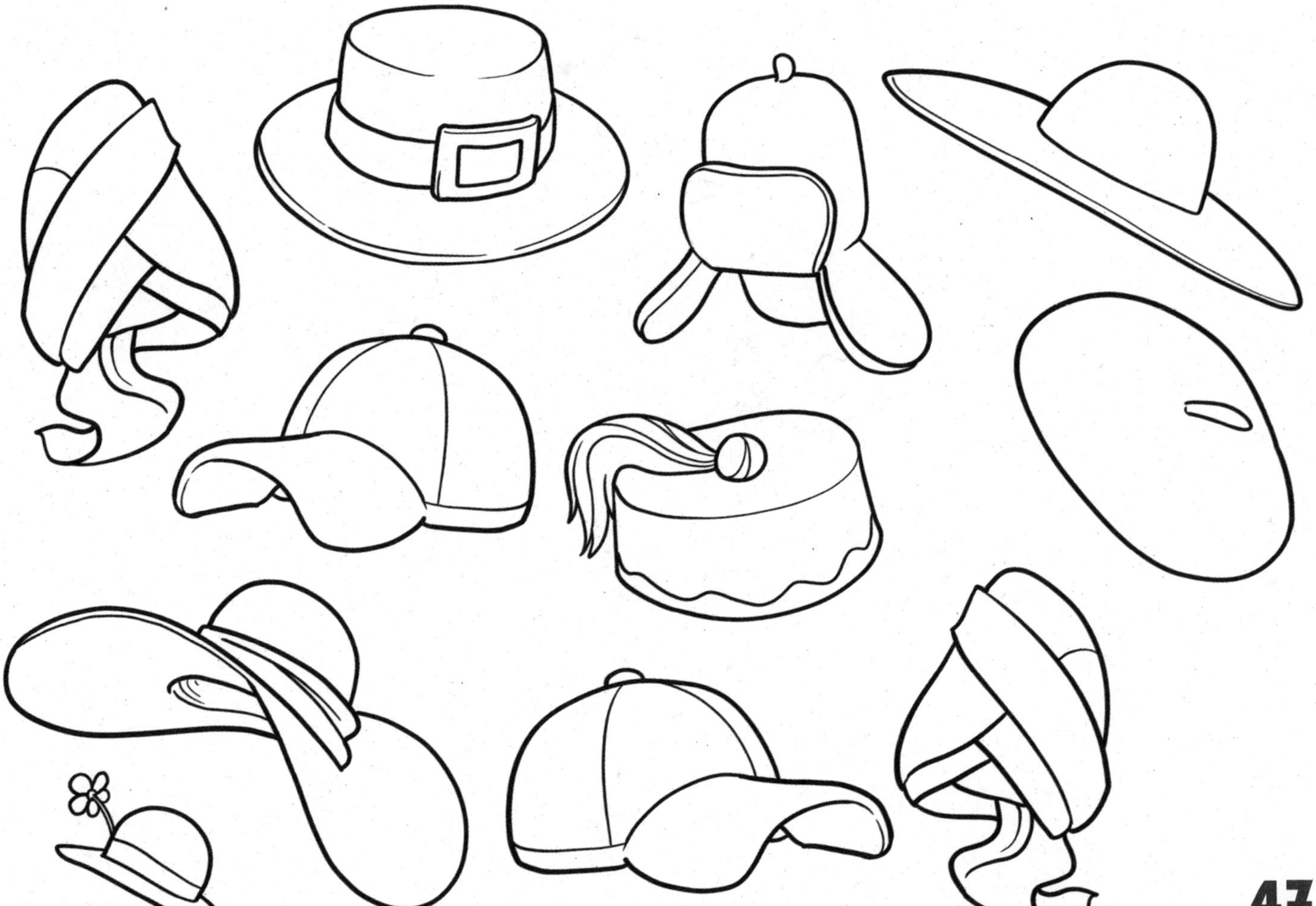

18. Ein Festmahl für Tortula

Zum Glück haben Linus und Lina genug Salatblätter dabei, um Tortula zu füttern. Zusammen mit einem Mitspieler kannst du ihnen dabei helfen

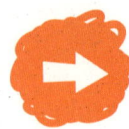

Material: Würfel, 20/40 Muggelstein oder Stifte

Anleitung: Um Tortula zu füttern, würfelt ihr reihum. Wenn ihr dran seid, sprecht ihr den Satz: **„Ich füttere die Schildkröte Tortula mit einem köstlichen Salatblatt."** Bei einer „6" sprecht ihr nur den Satz.

Habt ihr den Satz richtig gesagt, bekommt ihr entweder einen Muggelstein oder ihr dürft ein Salatblatt anmalen. Wer die meisten Salatblätter verfüttert hat, ist der Gewinner.

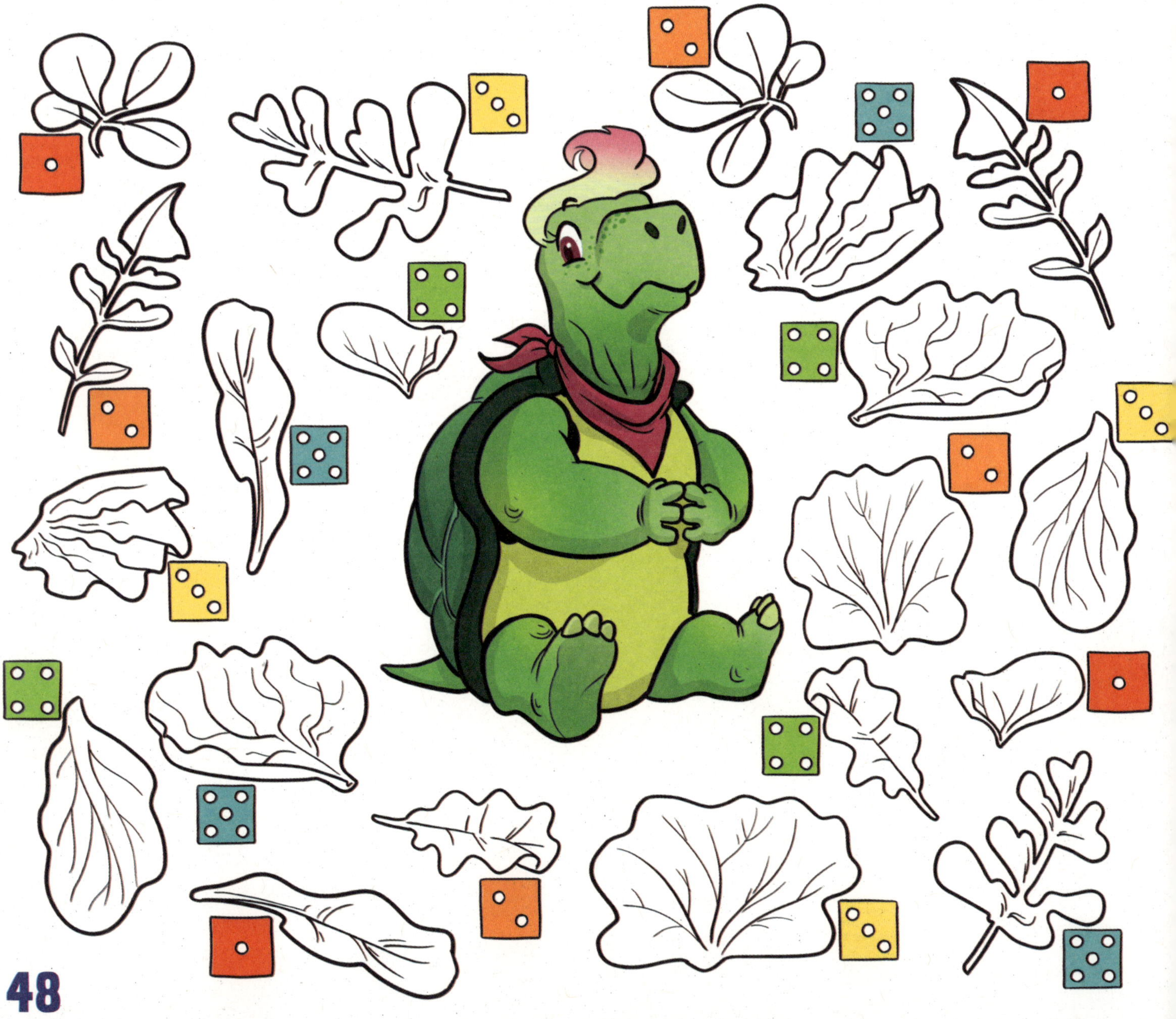

Nachdem Tortula sich sattgegessen hat, ist sie schon viel freundlicher.
„Wo wollt ihr eigentlich hin?", fragt sie.
„Ins Dschungeltheater, zu Gürteltier Greta", sagt Lina. „Willst du
mitkommen?"
Tortula überlegt eine Weile, dann sagt sie: „Greta ist wahrlich keine
Schönheit, aber singen kann sie. Da komme ich gern mit!"

Während die Sonne hinter dem Horizont verschwindet,
spazieren Linus und Lina mit Engelbert und Tortula
am Strand entlang. Ihr Ziel ist eine Hütte aus
Bambus, die sie in der Ferne erkennen können.
Über der Tür steht in bunten Buchstaben:

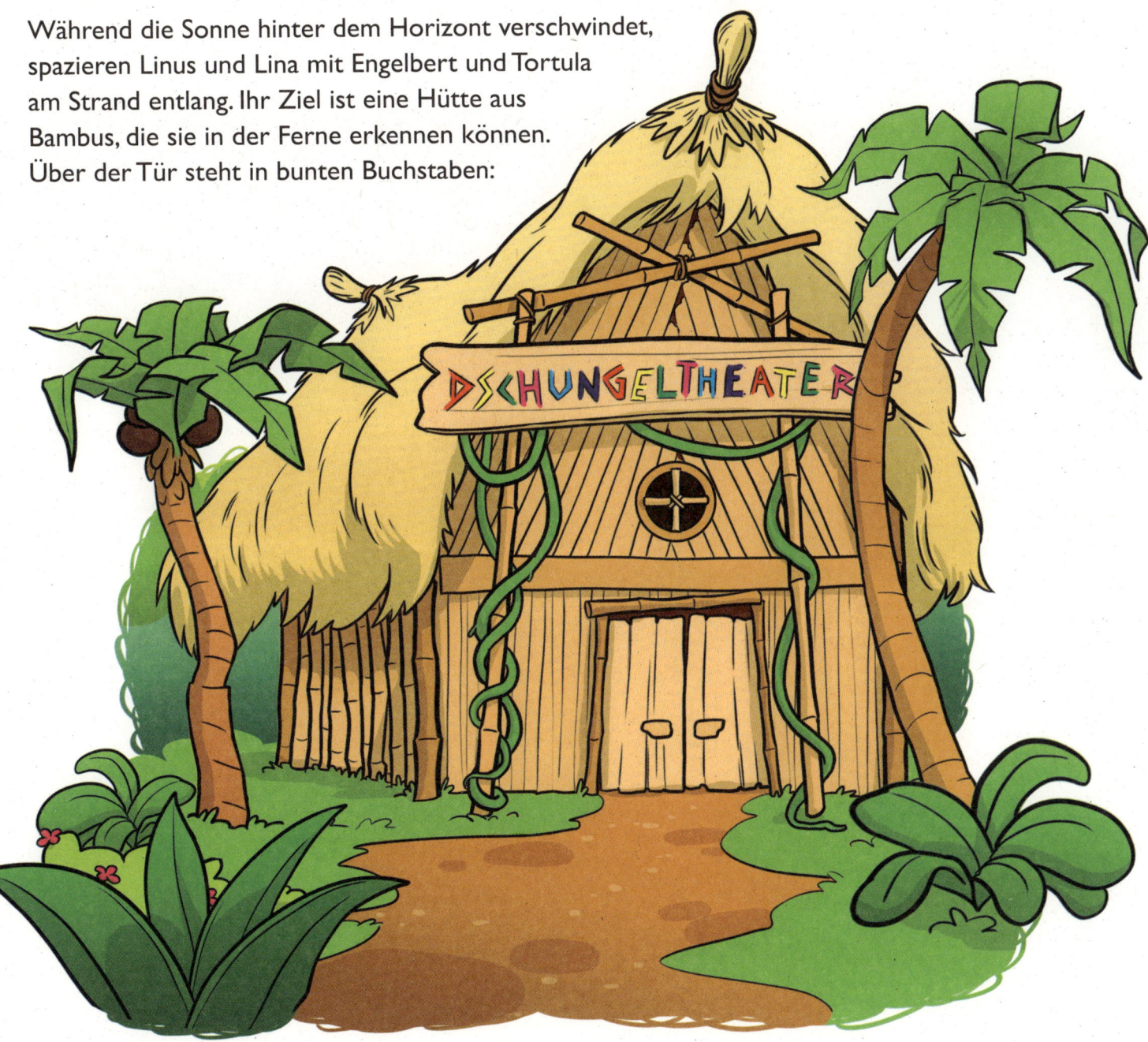

Inzwischen sind Linus und Lina ganz schön aufgeregt. Im Theater waren
sie noch nie. Doch als sie das Häuschen erreichen, ist die Tür verschlossen.
„Vielleicht sind wir zu früh dran", sagt Engelbert.
„Warten wir noch ein bisschen."
Also lassen sich Linus und Lina mit ihren neuen Freunden in den Sand sinken.

19. Gürteltier Greta

 **Material:** Spielfiguren, Würfel

Anleitung: Für das Leiterspiel braucht ihr einen oder mehrere Mitspieler. Stellt eure Spielfiguren auf das Gürteltier Greta und würfelt los. Setzt dann eure Spielfiguren entsprechend der Würfelzahl und sprecht den Satz: **„Linus und Lina warten auf Gürteltier Greta vor dem Theater."**

Doch Vorsicht: Unterwegs gibt es Leitern, an denen Greta hochklettern oder runterrollen kann. Also passt gut auf, damit Linus und Lina nicht allzu lange warten müssen.

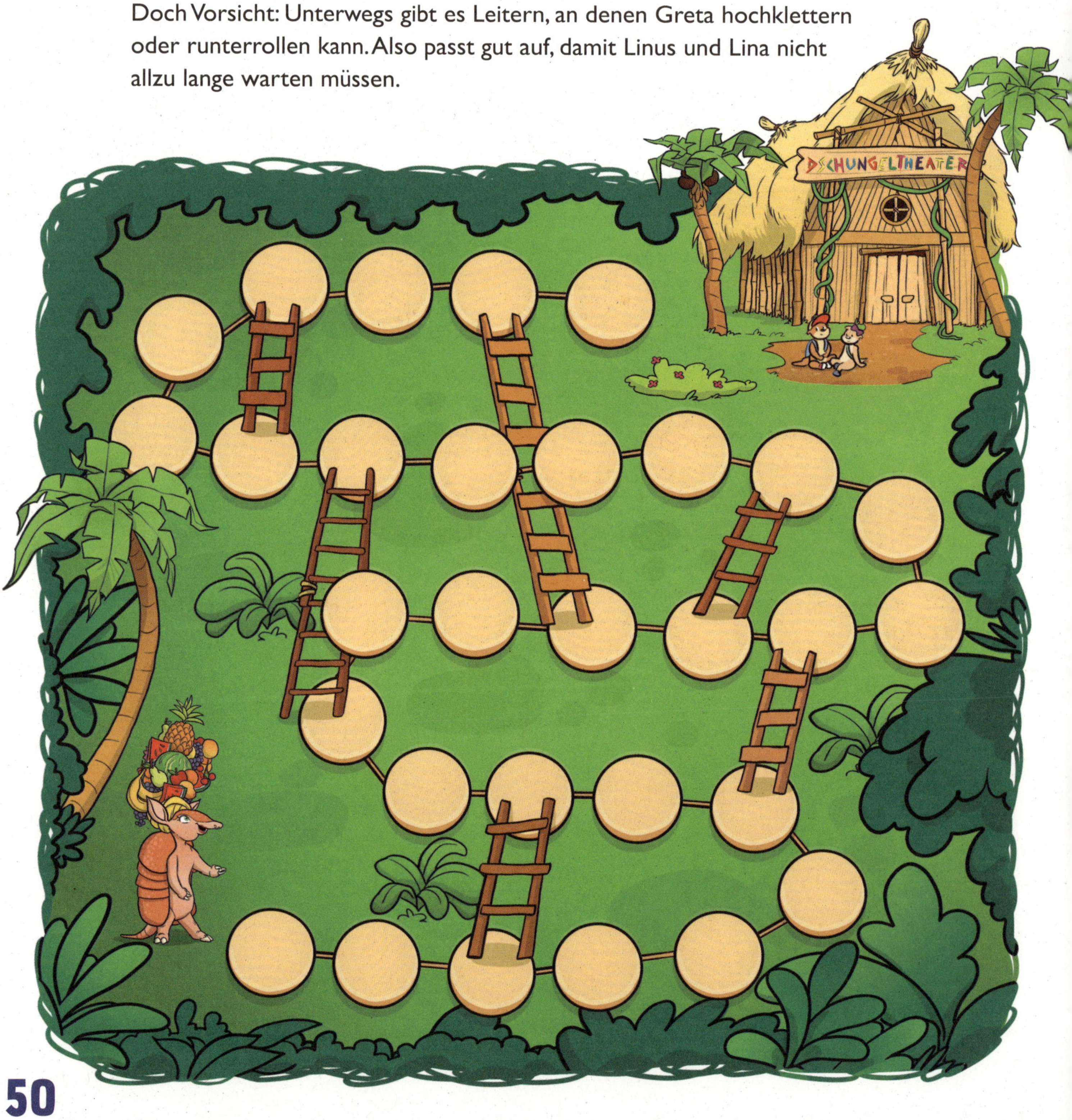

Die Sonne ist längst hinter dem Horizont verschwunden und am Himmel funkeln die Sterne, als sich die Tür des Theaters schließlich langsam öffnet. Sofort sind Linus und Lina auf den Beinen. Sie treten an die Tür und lugen neugierig hinein.

Auf der gegenüberliegenden Seite ist ein kleines Podest. Das ist wohl die Bühne. An den Wänden hängen bunte Bilder, die all die Tiere zeigen, die hier schon aufgetreten sind. Vor der Bühne stehen ein paar aus Bambus geflochtene Stühle.
„Nanu", sagt Linus. Er deutet auf einen Stuhl in der ersten Reihe. „Dort sitzt schon jemand."
„Wie ist der denn hier reingekommen?", fragt Lina. „Es war doch abgeschlossen."
Engelbert schaut ihnen über die Schulter. „Ach, das ist Faultier Fiete. Der verschläft meist das Ende der Vorstellung und bleibt dann einfach sitzen."
„Kommt, wir suchen uns auch einen Platz", sagt Tortula. „Es geht bestimmt gleich los."

Vorsichtig, um Fiete nicht zu wecken, lassen die Freunde sich ebenfalls in der ersten Reihe nieder. Kurz nachdem sie Platz genommen haben, betritt Greta Gürteltier die Bühne. Sie ist nicht sehr groß, doch dafür trägt sie einen fantastischen Hut. Er ist fast doppelt so hoch wie sie und über und über mit Früchten gespickt ist.
Greta tippelt bis an den Rand der Bühne. Sie wirft einen prüfenden Blick ins Publikum, dann schließt sie die Augen und beginnt zu singen …

Gebannt lauschen Linus, Lina und ihre Freunde dem Konzert. Greta singt ein Lied nach dem anderen und für ein so kleines Tier hat sie eine beeindruckend kräftige Stimme.
Doch nach einer Weile bemerkt Lina neben sich eine kleine Bewegung. Faultier Fiete ist aufgewacht und hat offenbar Hunger. Langsam, gaaaaanz langsam steckt er einen Arm aus.
Greta hat die Augen noch immer geschlossen. Die anderen Gäste beobachten verblüfft, wie Fiete sich in aller Ruhe eine Banane von ihrem Hut stibitzt.

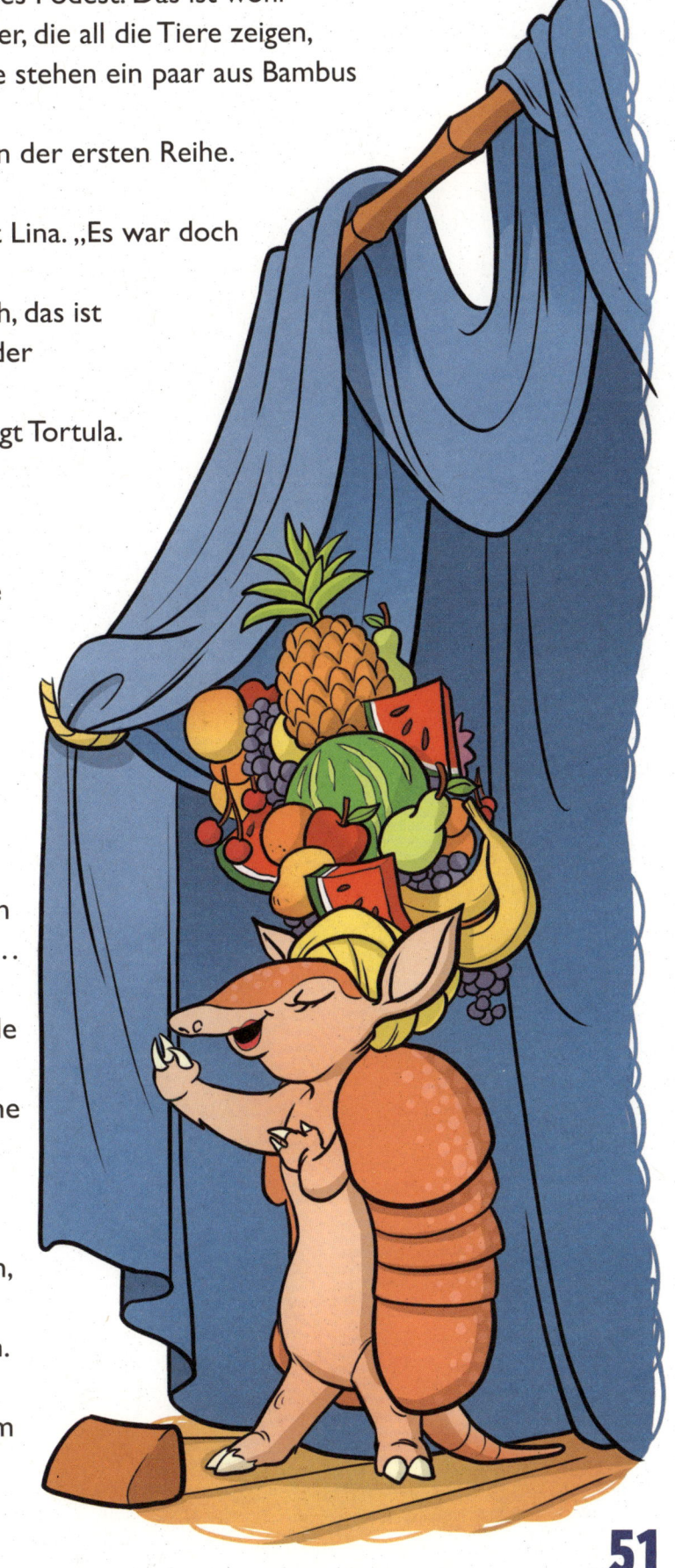

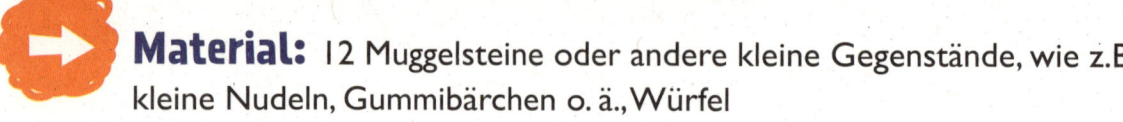

20. Faultier Fiete

Material: 12 Muggelsteine oder andere kleine Gegenstände, wie z.B. kleine Nudeln, Gummibärchen o. ä., Würfel

Anleitung: Zusammen mit einem oder mehreren Mitspielern legst du Muggelsteine oder andere kleine Gegenstände auf die Früchte. Nun beginnt ihr zu würfeln. Wenn ihr dran seid, nehmt ihr euch den Muggelstein von der Frucht und sagt den Satz: „Faultier Fiete futtert fruchtige und saftige Früchte.''

Wenn eine gewürfelte Zahl nicht mehr da ist, ist der nächste Spieler an der Reihe. Wer die meisten Muggelsteine gesammelt hat, gewinnt.

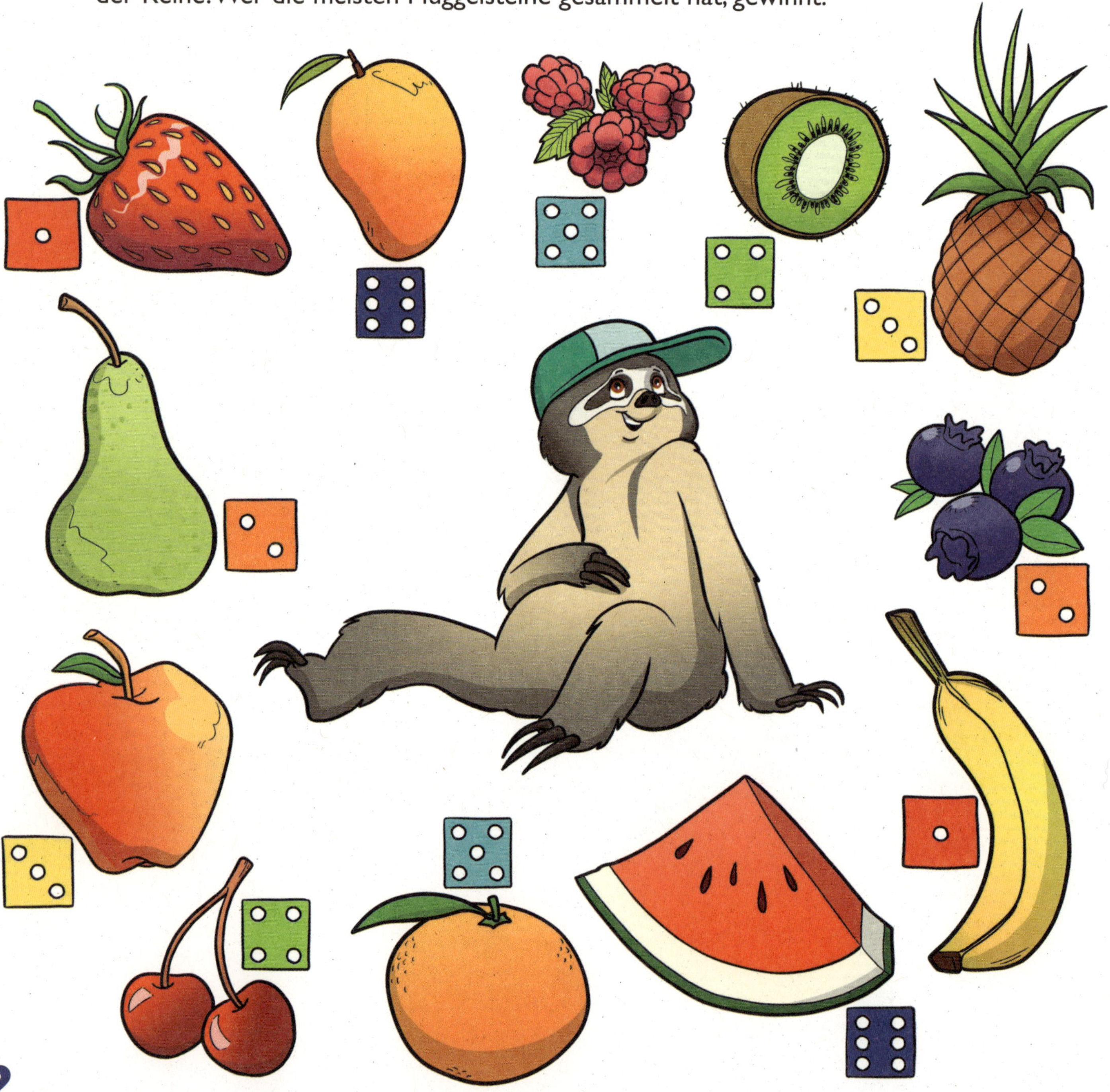

Als das Konzert vorbei ist, bekommt Greta tosenden Beifall. Sie verbeugt sich schüchtern, wobei ihr der nicht mehr ganz so üppige Hut fast vom Kopf rutscht. Im letzten Moment hält Elefant Engelbert mit seinem Rüssel dagegen. Greta lächelt ihm und den anderen dankbar zu, dann tippelt sie von der Bühne.

Das Konzert hat Linus und Lina sehr gefallen, aber inzwischen können sie kaum noch die Augen offen halten. Es war ein ganz schön langer Tag. Draußen am Strand wollen sie ihr Zelt aufschlagen – doch das Zelt ist kaputt! Oje!

Zum Glück haben Linus und Lina so viele neue Freunde gefunden. Innerhalb kürzester Zeit haben sich alle versammelt, um zu helfen: Elefant Engelbert und Schildkröte Tortula, Tiger Theo, Tintenfisch Tina, Faultier Fiete und sogar die kleine Greta kommt aus dem Theater getippelt.

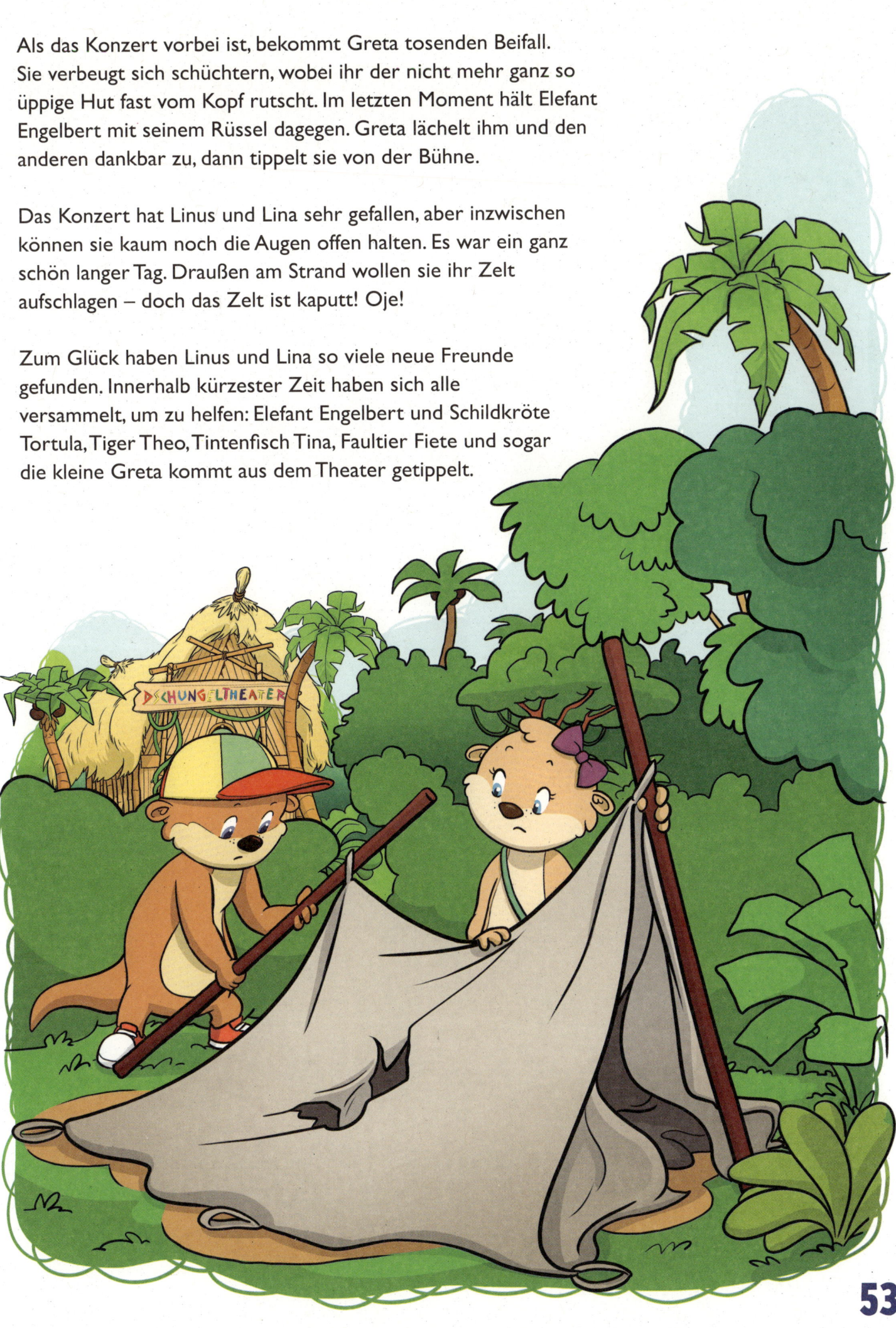

21. Tierisch gute Freunde

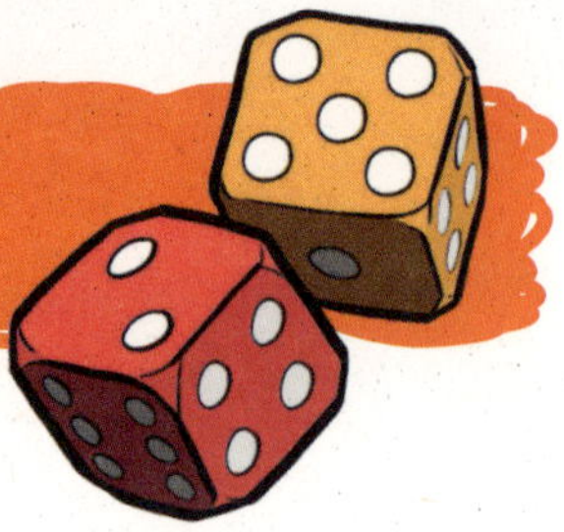

Du kannst mit anpacken – am besten zusammen mit einem Mitspieler, dann geht es noch schneller.

Material: Stifte, Würfel

Anleitung: Ihr dürft abwechselnd würfeln und von dem entsprechenden Tier einen Strich zum Zelt ziehen. Dabei sprecht ihr den Satz: **„… besucht die Otter und repariert ihr altes kaputtes Zelt auf dem Zeltplatz."**

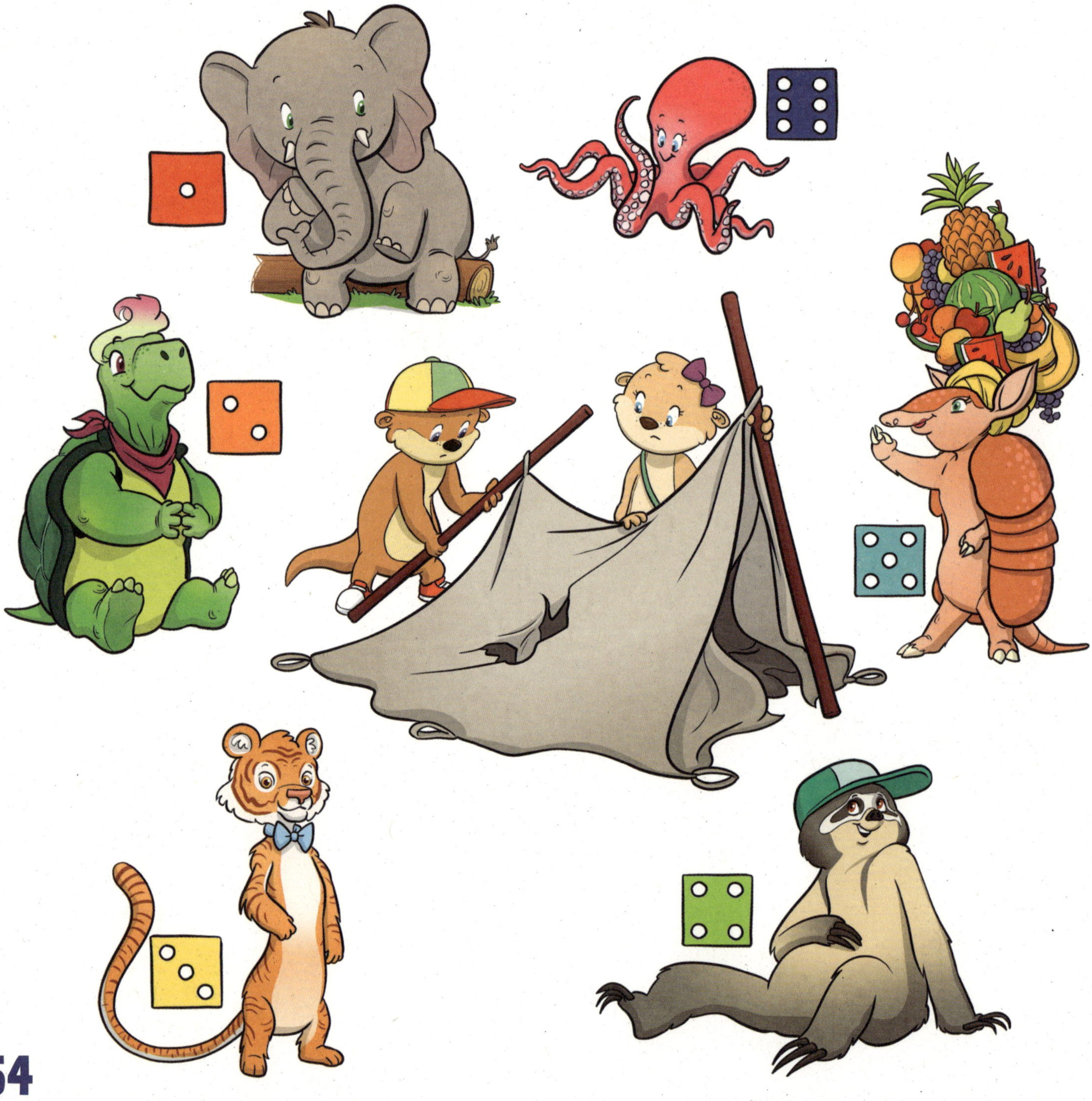

22. Mitternachtssnack

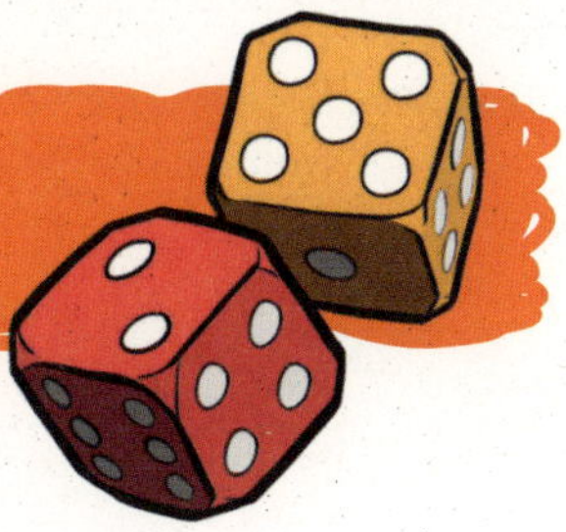

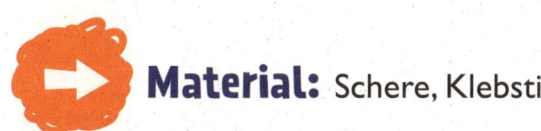

Nach diesem Einsatz haben sich alle eine Stärkung verdient. Deshalb bereitet Tapir Tim schnell noch einen kleinen Mitternachtssnack für die ganze Bande vor.

Material: Schere, Klebstift

Anleitung Teil 1: Um Tim zu helfen, schneide zuerst alle Bilder aus.

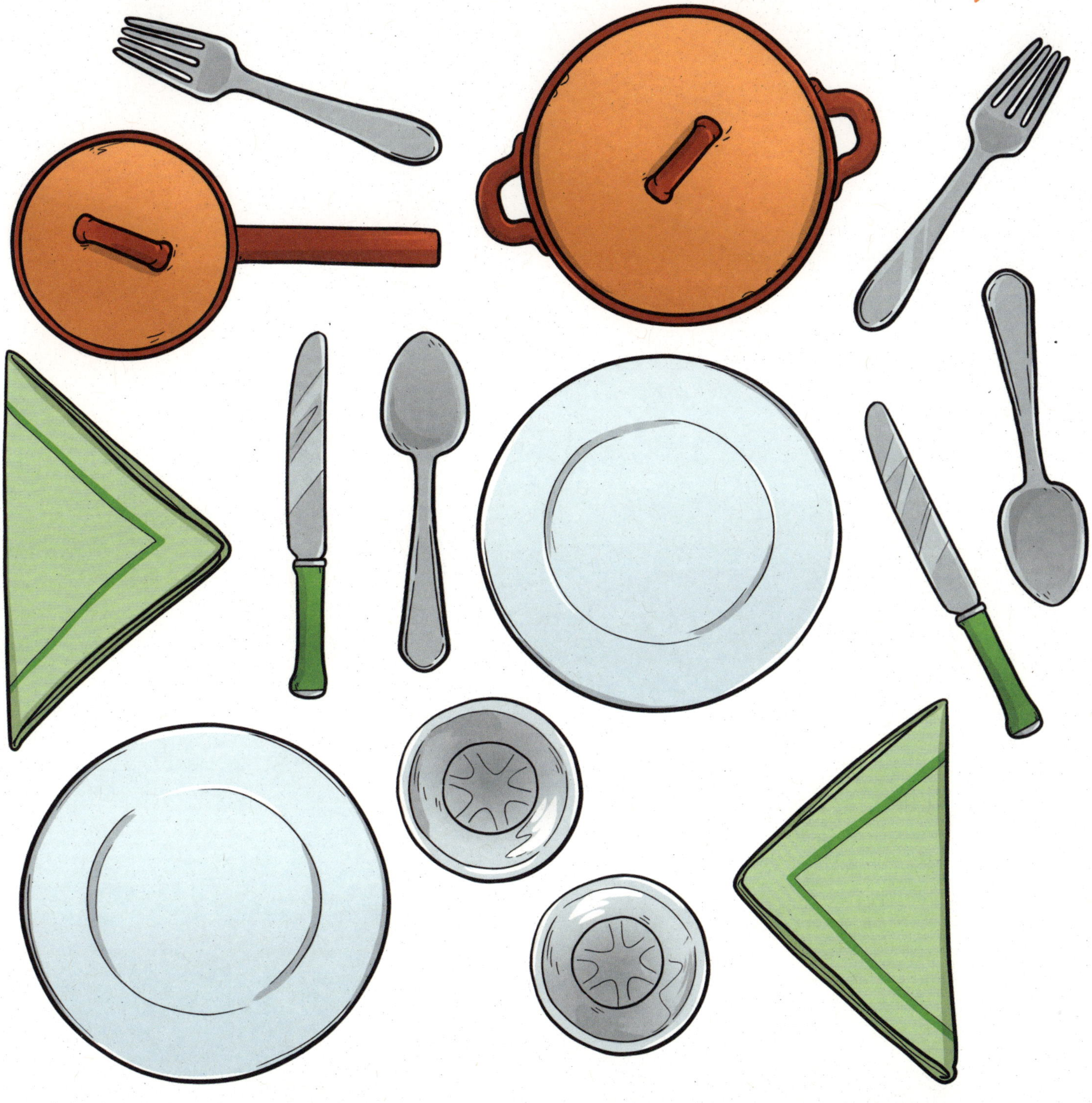

Anleitung Teil 2: Nun nimmst du dir ein Bild und klebst es auf den Tisch. Dabei sagst du für jedes Bild den Satz: „Tapir Tim deckt ... auf den Tisch." Wenn du alle Gegenstände aufgeklebt hast, ist der Tisch fertig gedeckt.

Tipp: Falls du das Spiel öfter spielen möchtest, musst du die Gegenstände nicht aufzukleben. Du kannst sie auch einfach nur auf den Tisch legen.

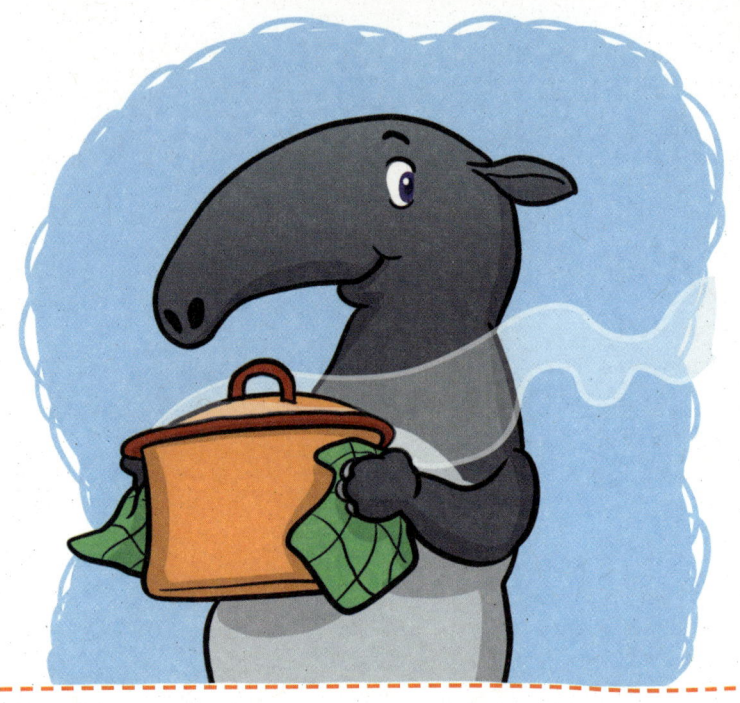

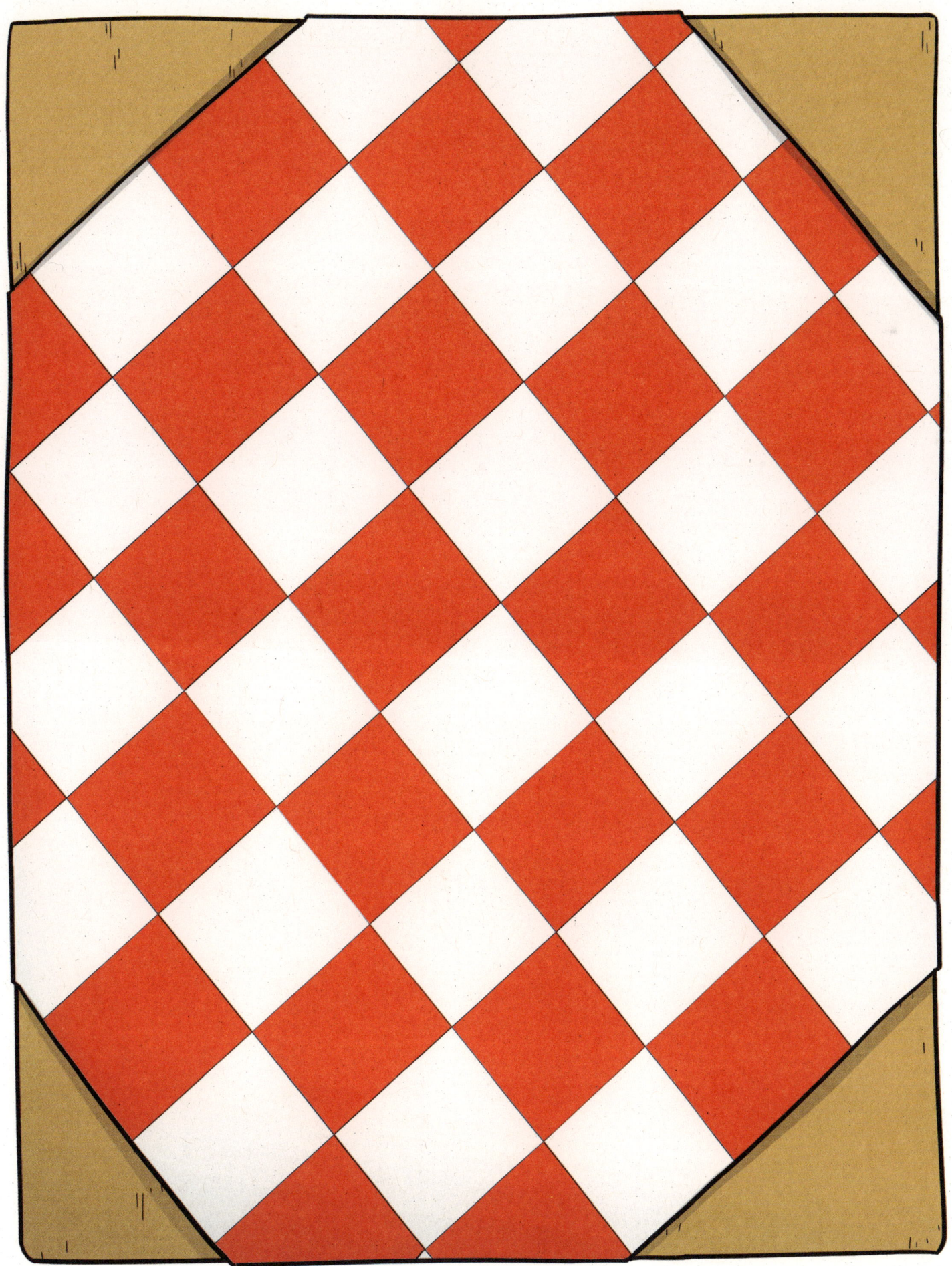

57

23. Dankeschön

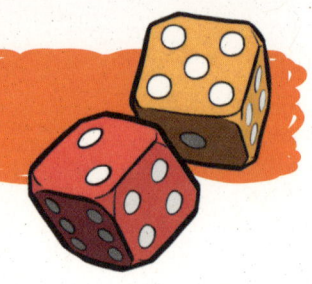

Als Dankeschön für ihre Hilfe erzählen Linus und Lina den Tieren
lustige Quatschsätze. Schnapp dir einen Mitspieler und mach mit!

 **Material:** Schere

Anleitung Variante 1: Schneidet dafür die Bildkarten aus und
legt sie gut gemischt auf einem Stapel verdeckt vor euch hin. Zieht
abwechselnd eine Karte und denkt euch dazu einen Quatschsatz aus.

Anleitung Variante 2: Wie Variante 1, nur macht ihr euch eine
Strichliste, wer die meisten /t/ in seinem Satz gesagt hat!

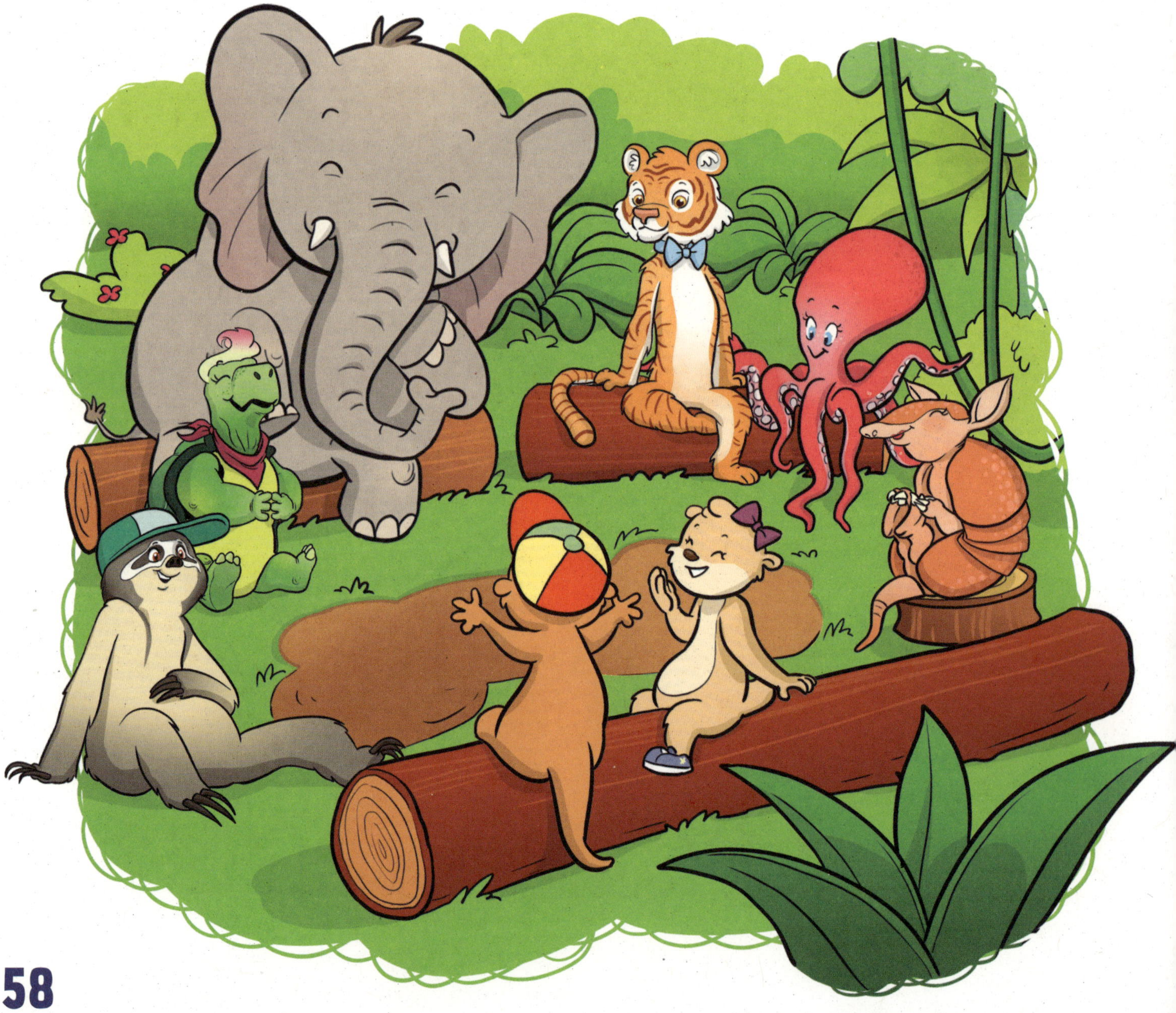

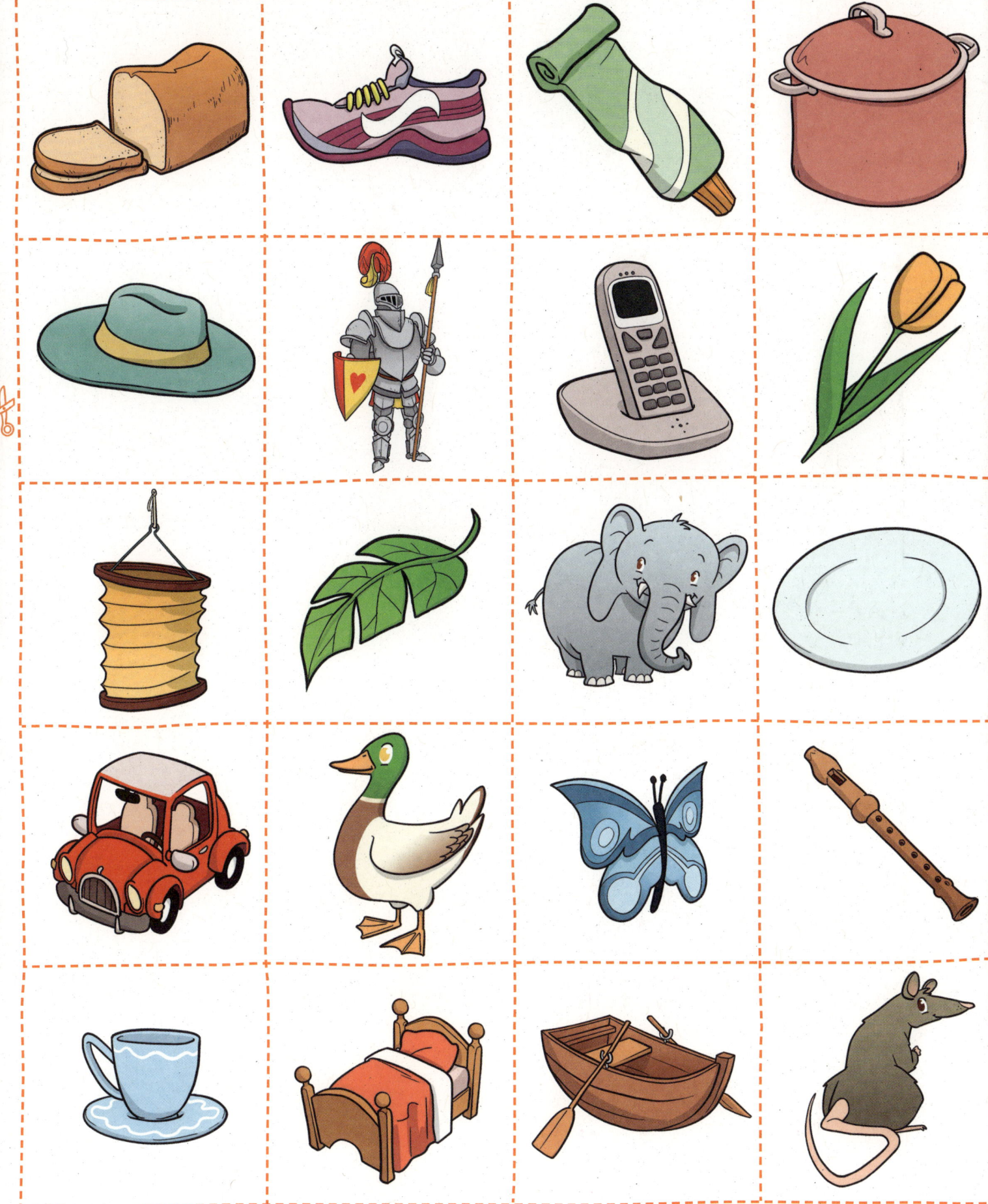

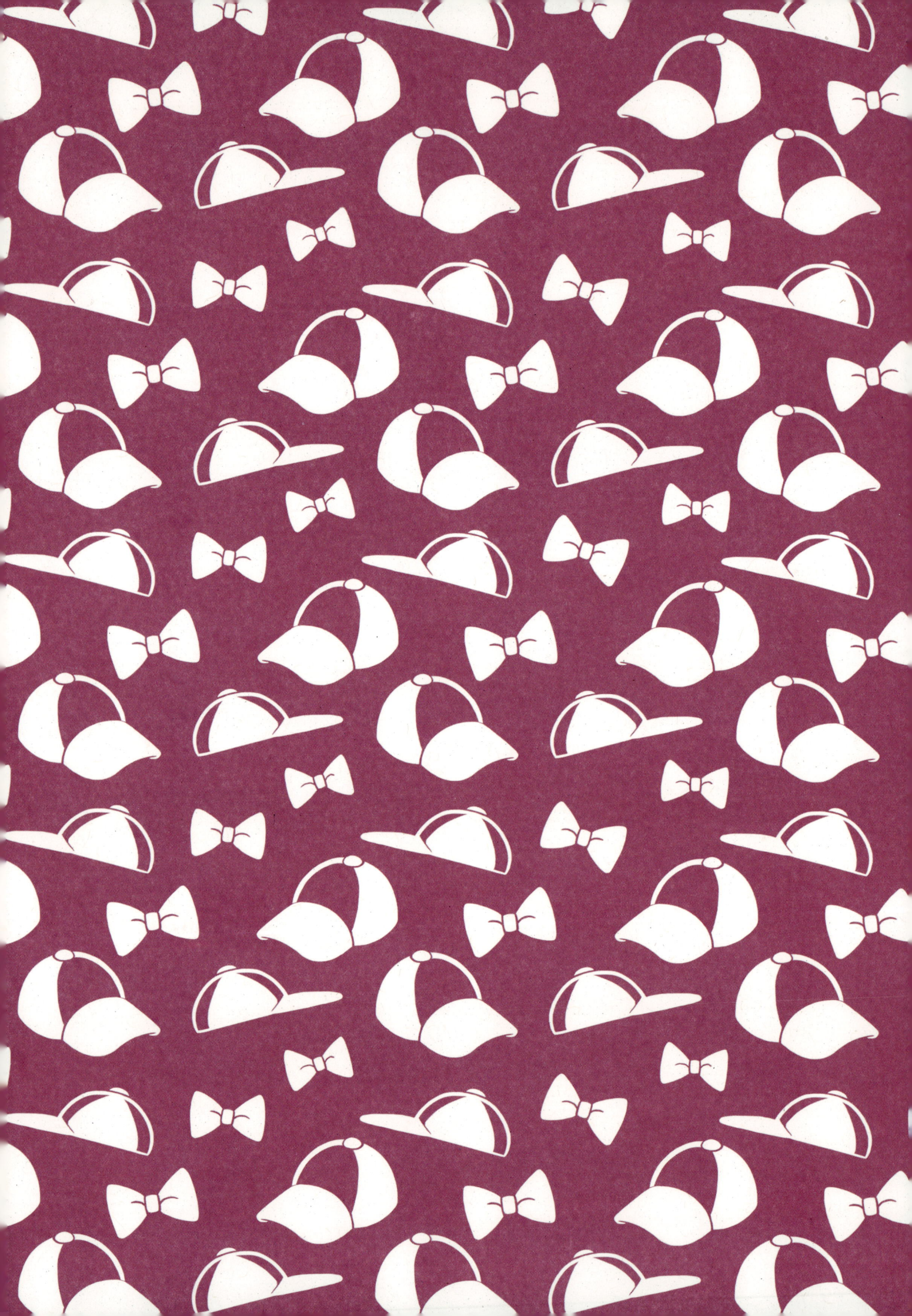

24. Quatschgeschichte

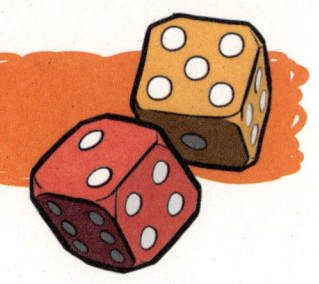

Die Dschungeltiere kriegen davon gar nicht genug. Und so erzählen Linus und Lina ihnen schließlich noch eine ganze Quatschgeschichte.

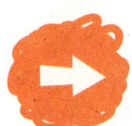 **Material:** Die Bildkarten aus dem vorherigen Spiel

Anleitung: Ihr legt die gemischten Karten wieder als Stapel vor euch auf den Tisch. Nun zieht ihr abwechselnd eine Karte und erzählt eine fortlaufende Geschichte.

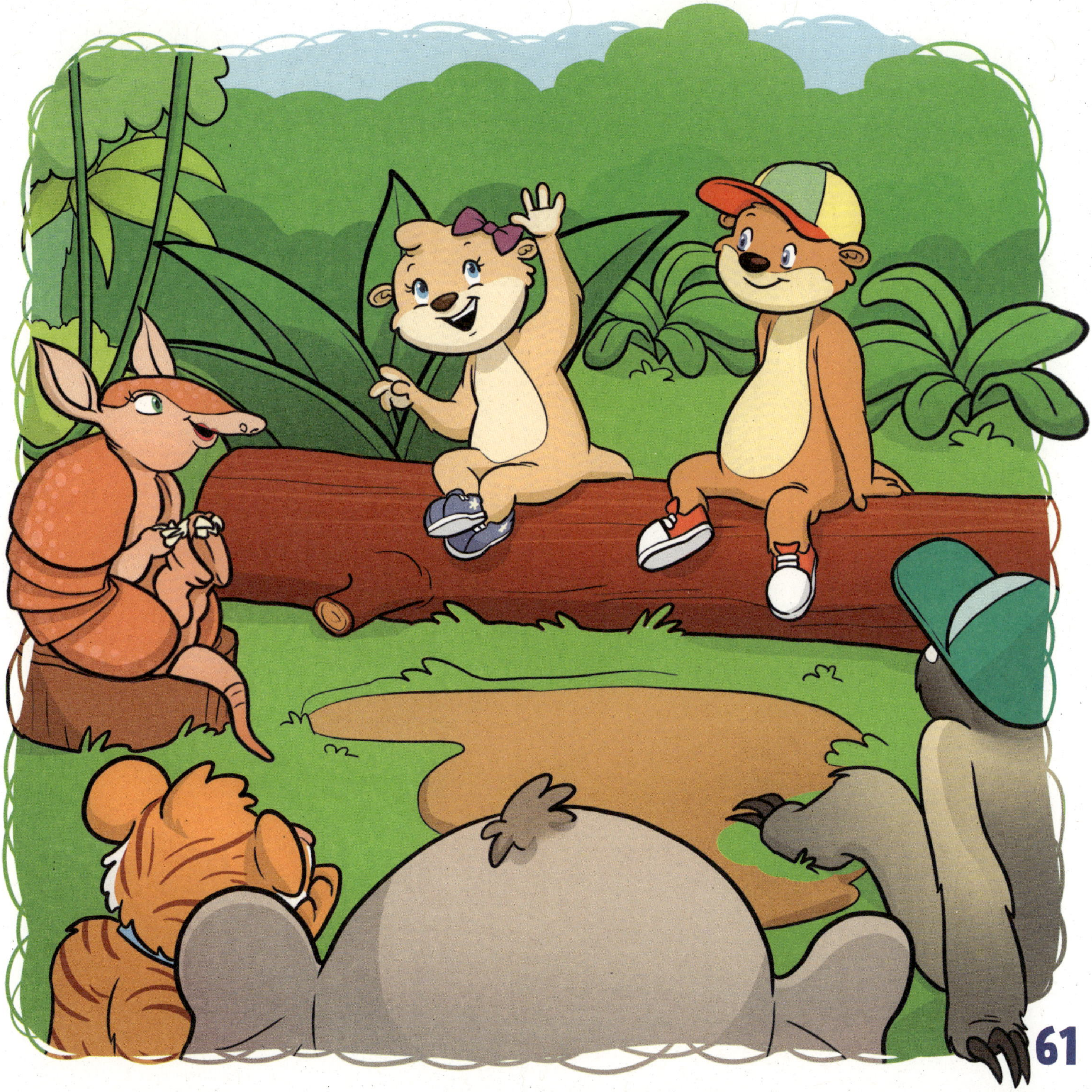

Als Linus und Lina später im Bett liegen, flüstert Lina: „Du, Linus?"
„Ja?", fragt Linus.
„Es ist schön, dass wir so viele neue Freunde gefunden haben", sagt Lina.
„Aber ich glaub, ich hab trotzdem Heimweh."
Linus tätschelt seiner Schwester schläfrig den Arm.
„Geht mir auch so", sagt er. „Lass uns morgen nach Hause strudeln.
Wir können die anderen ja bald wieder besuchen."

Am nächsten Morgen verabschieden sie sich von ihren Freunden.
Sie packen ihre Sachen und tauchen, begleitet von Tina Tintenfisch,
ins Meer hinab. Bis sie den Strudel erreichen, der sie zurück in den
Kleinen See bringt.

Als Linus und Lina wieder auftauchen, stehen
Mama und Papa Otter am Ufer und winken.
Wie immer hat Mama Otter schon geahnt,
dass ihre kleinen Abenteurer heute
zurückkommen. Sie schließen Linus und Lina
in die Arme und dann müssen ihnen die
beiden ganz genau erzählen, was sie alles
erlebt haben.

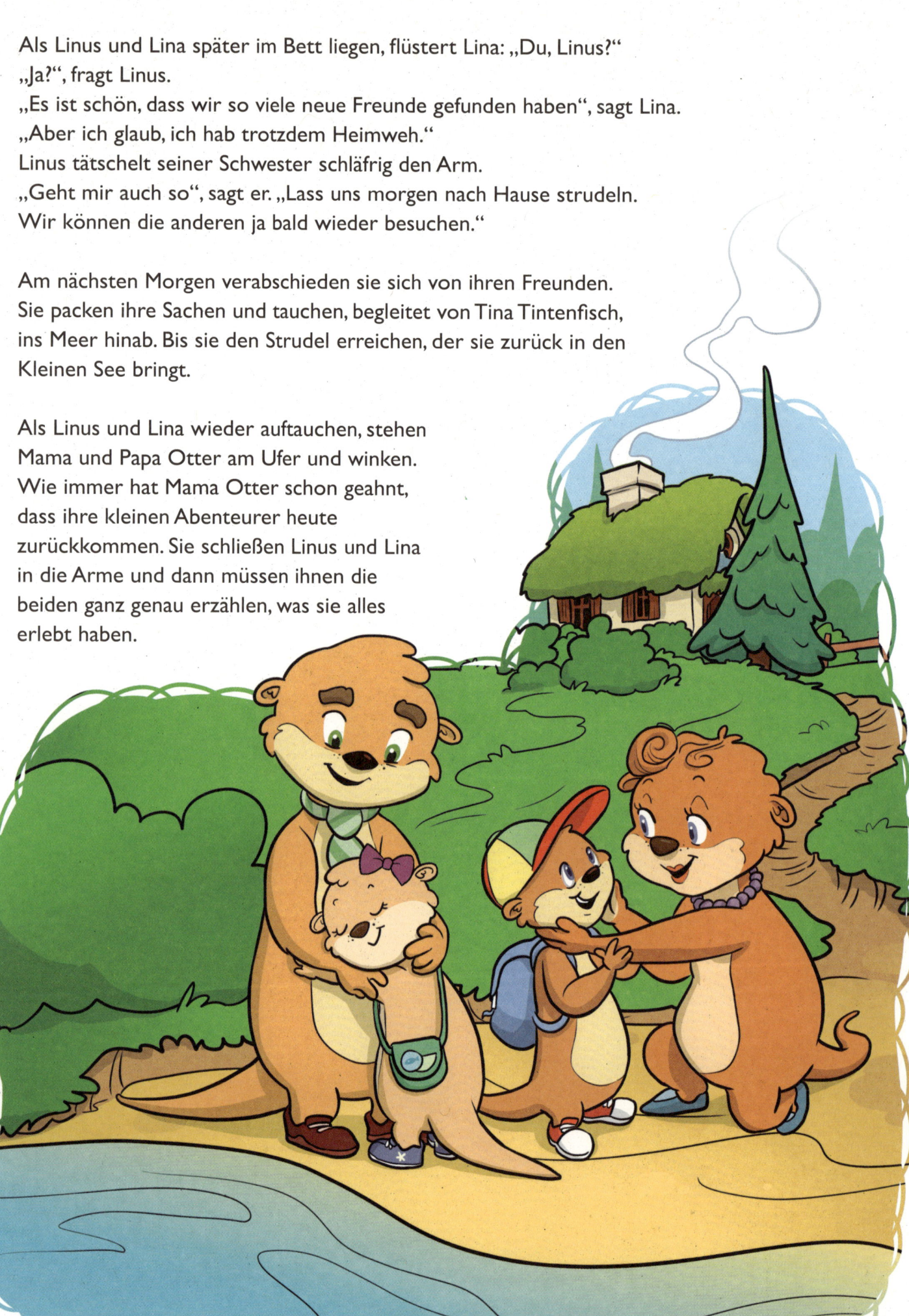

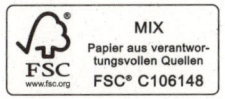

Originalausgabe
1. Auflage
© 2020 Verlag Friedrich Oetinger GmbH,
Max-Brauer-Allee 34, 22765 Hamburg
Migo im Verlag Friedrich Oetinger · Hamburg
Alle Rechte vorbehalten

© Text: Anna Mattersberger · Tanja Weskamp-Nimmergut · Johanna Fischer
© Einband und farbige Illustrationen: Vera Rehaag
© Art Director: Igor Dolinger

Druck und Bindung: Aduprint Druckerei und Verlag GmbH, Csikós utca 8, 1033 Budapest, Ungarn
Printed 2020
ISBN 978-3-96846-013-0
www.migo-verlag.de

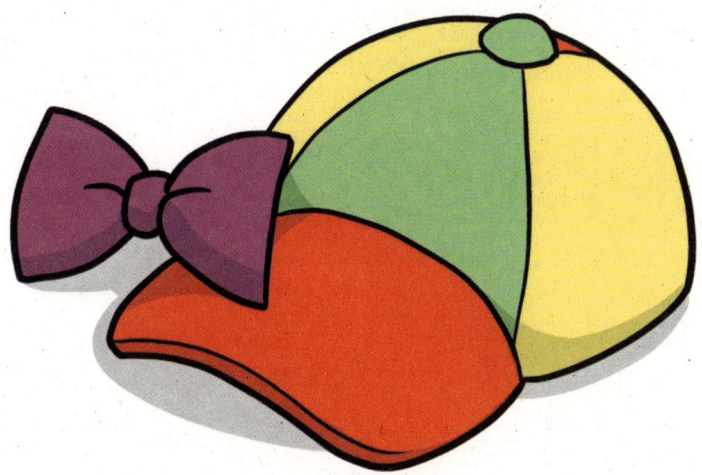

Mehr Workbooks mit Linus und Lina

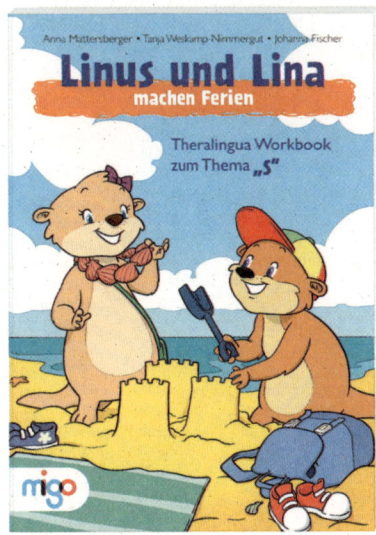

Tanja Weskamp-Nimmergut
Johanna Fischer · Anna Mattersberger
Linus und Lina machen Ferien
Theralingua Workbook zum Thema "S"
64 Seiten · Ab 5 Jahren
ISBN 978-3-96846-011-6

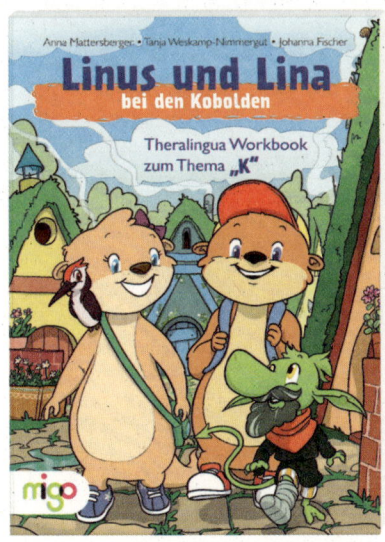

Tanja Weskamp-Nimmergut
Johanna Fischer · Anna Mattersberger
Linus und Lina bei den Kobolden
Theralingua Workbook zum Thema "K"
ca. 40 Seiten · Ab 5 Jahren
ISBN 978-3-96846-014-7

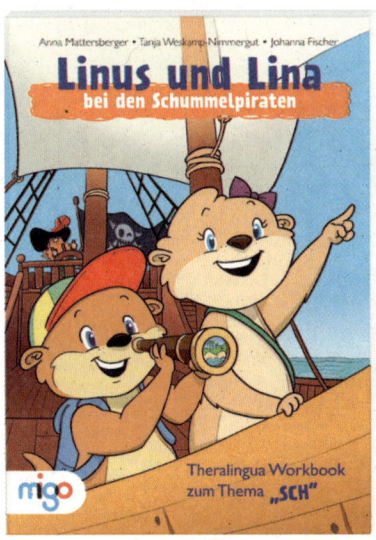

Tanja Weskamp-Nimmergut
Johanna Fischer · Anna Mattersberger
Linus und Lina bei den Schummelpiraten
Theralingua Workbook zum Thema "SCH"
ca. 40 Seiten · Ab 5 Jahren
ISBN 978-3-96846-012-3

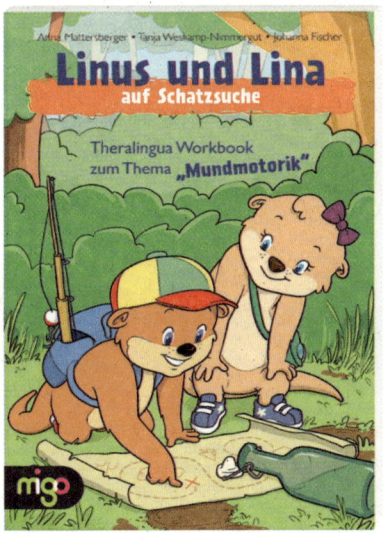

Tanja Weskamp-Nimmergut
Johanna Fischer · Anna Mattersberger
Linus und Lina auf Schatzsuche
Theralingua Workbook zum Thema "Mundmotorik"
40 Seiten · Ab 5 Jahren
ISBN 978-3-96846-010-9

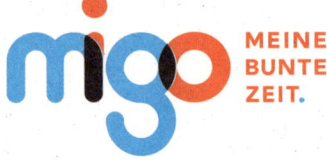

MEINE
BUNTE
ZEIT.

Weitere Informationen unter **www.migo-verlag.de**